pilates para perder peso

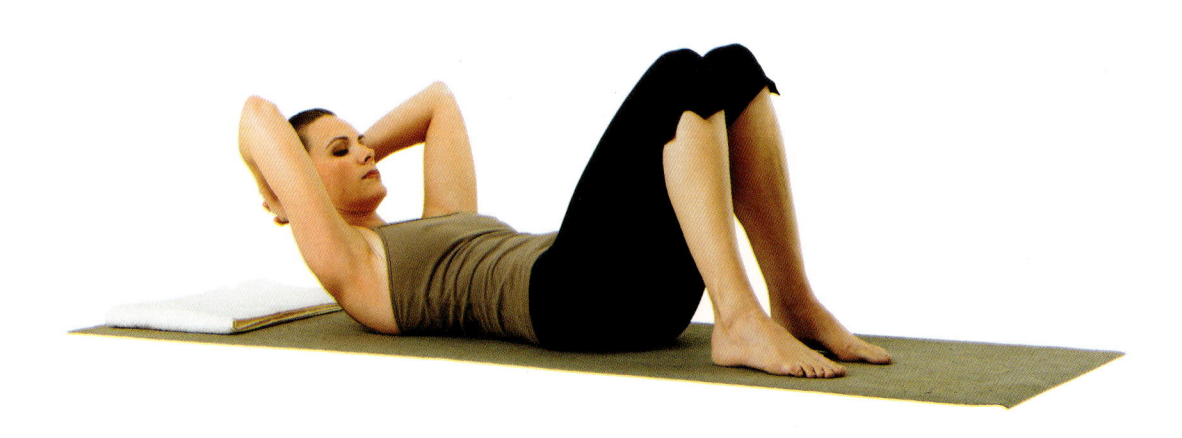

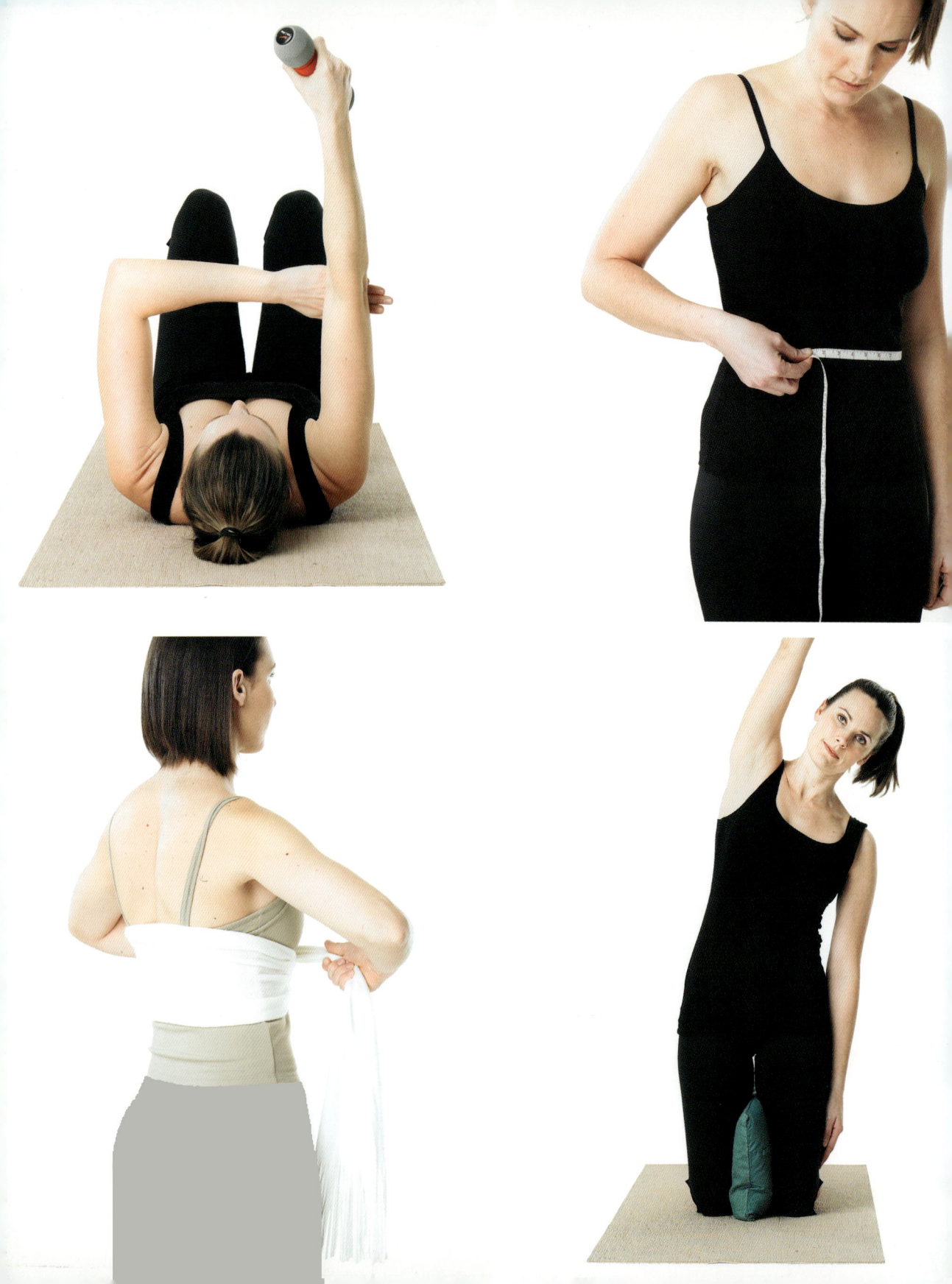

Lynne Robinson

Fotos de Eddie MacDonald

pilates
para perder peso

A maneira mais rápida e eficiente de mudar
a forma de seu corpo para melhor por meio
de exercícios simples e eficazes

Tradução
Gilson César Cardoso de Sousa

Editora
Pensamento
SÃO PAULO

Título do original: Pilates for Weight Loss.

Copyright do texto © 2008 Lynne Robinson.
Copyright das fotografias © 2008 Eddie MacDonald.
Copyright do design © 2008 Kyle Cathie Limited.
Copyright da edição brasileira © 2012 Editora Pensamento-Cultrix Ltda.

Publicado pela primeira vez na Grã-bretanha em 2008 por
Kyle Cathie Limited
23 Howland Street
London W1T 4AY
www.kylecathie.com

Texto de acordo com as novas regras ortográficas da língua portuguesa.

1ª edição 2012.

Todos os direitos reservados. Nenhuma parte desta obra pode ser reproduzida ou usada de qualquer forma ou por qualquer meio, eletrônico ou mecânico, inclusive fotocópias, gravações ou sistema de armazenamento em banco de dados, sem permissão por escrito, exceto nos casos de trechos curtos citados em resenhas críticas ou artigos de revistas.

A Editora Pensamento não se responsabiliza por eventuais mudanças ocorridas nos endereços convencionais ou eletrônicos citados neste livro.

Todas as técnicas descritas com detalhes neste livro são completamente seguras quando realizadas corretamente; contudo, qualquer aplicação dos princípios e informações aqui contidas é de responsabilidade exclusiva do leitor. Este livro não deve ser usado como guia para tratamento de problemas graves. O leitor deve procurar conselhos profissionais em caso de dúvida a respeito de qualquer doença ou problema de saúde.

Dados Internacionais de Catalogação na Publicação (CIP)
(Câmara Brasileira do Livro, SP, Brasil)

Robinson, Lynne
 Pilates para perder peso : a maneira mais rápida e eficiente de mudar a forma de seu corpo para melhor por meio de exercícios simples e eficazes / Lynne Robinson ; fotografia de Eddie MacDonald ; tradução Gilson César Cardoso de Sousa. São Paulo : Pensamento, 2012.

 Título original: Pilates for weight loss.
 ISBN 978-85-315-1802-7

 1. Exercícios físicos 2. Pilates – Método 3. Saúde – Promoção I. MacDonald, Eddie. II. Título.

12-08583   CDD-613.71

Índices para catálogo sistemático:
 1. Pilates : Exercícios físicos : Promoção da saúde   613.71

Direitos de tradução para o Brasil
adquiridos com exclusividade pela
EDITORA PENSAMENTO-CULTRIX LTDA.
Rua Dr. Mário Vicente, 368 — 04270-000 — São Paulo, SP
Fone: (11) 2066-9000 — Fax: (11) 2066-9008
E-mail: atendimento@editorapensamento.com.br
http://www.editorapensamento.com.br
que se reserva a propriedade literária desta tradução.
Foi feito o depósito legal.

Coordenação editorial: Denise de C. Rocha Delela e Roseli de S. Ferraz
Preparação de originais: Maiara Gouveia

Modelos das fotografias: Victoria Hodgson, Delphine Gaborit, Raquel Mesenguer, Patrick McErlean e Moeen Latif.

AGRADECIMENTOS

Devo tanto a tantos colegas que é praticamente impossível escolher só alguns nomes.

Danielle Di Michiel, da Kyle Cathie, grata por sua orientação especializada, que ajudou a trazer este livro a público.

Eddie MacDonald, nosso fotógrafo, transformou o trabalho numa imensa alegria. Seu olho experiente e sua atenção aos detalhes me levaram a crer que ensinar Pilates será uma ótima escolha se ele quiser mudar de profissão! Marie Anne Coultier, obrigada por nos deixar tão bonitos! Moeen, Delphine, Raquel, Patrick e Helen, toda a minha gratidão – foi um prazer trabalhar com vocês!

Kate Fernyhough, fisioterapeuta diplomada e professora de Pilates de Controle Corporal: tenho a sorte de trabalhar com você há anos. Você foi gentil o bastante para ler todo o manuscrito e dar sugestões; obrigada por sua sabedoria e, em particular, por sugerir que 150 horas de Pilates por semana talvez fossem um pouco demais (eu queria dizer 150 minutos!). Kate tem uma concorrida academia em Staffordshire e pode ser contatada pelo e-mail eccleshall.physio@fsmail.net.

O conhecimento contido neste livro e a inspiração para muitos de seus exercícios vêm do trabalho coletivo de uma maravilhosa equipe de professores de Pilates de Controle Corporal. Minha gratidão especial a Lisa Bradshaw, Nathan Gardner, Sarah Marks e todo o pessoal de nosso estúdio por sua criatividade e capacidade técnica. Tenho muito orgulho deles e, ao mesmo tempo, sou incrivelmente grata.

Bridget Montague, cuja gentil paciência ao ensinar me ajudou a entender tão bem meu corpo: obrigada! Agradeço, por fim, mas não com menor efusão, a Victoria Hodgson, membro de nossa equipe de treinamento de professores, modelo nas horas vagas (ela embeleza muitas páginas deste livro) e amiga fantástica. Este livro não teria sido escrito nem publicado sem você!

sumário

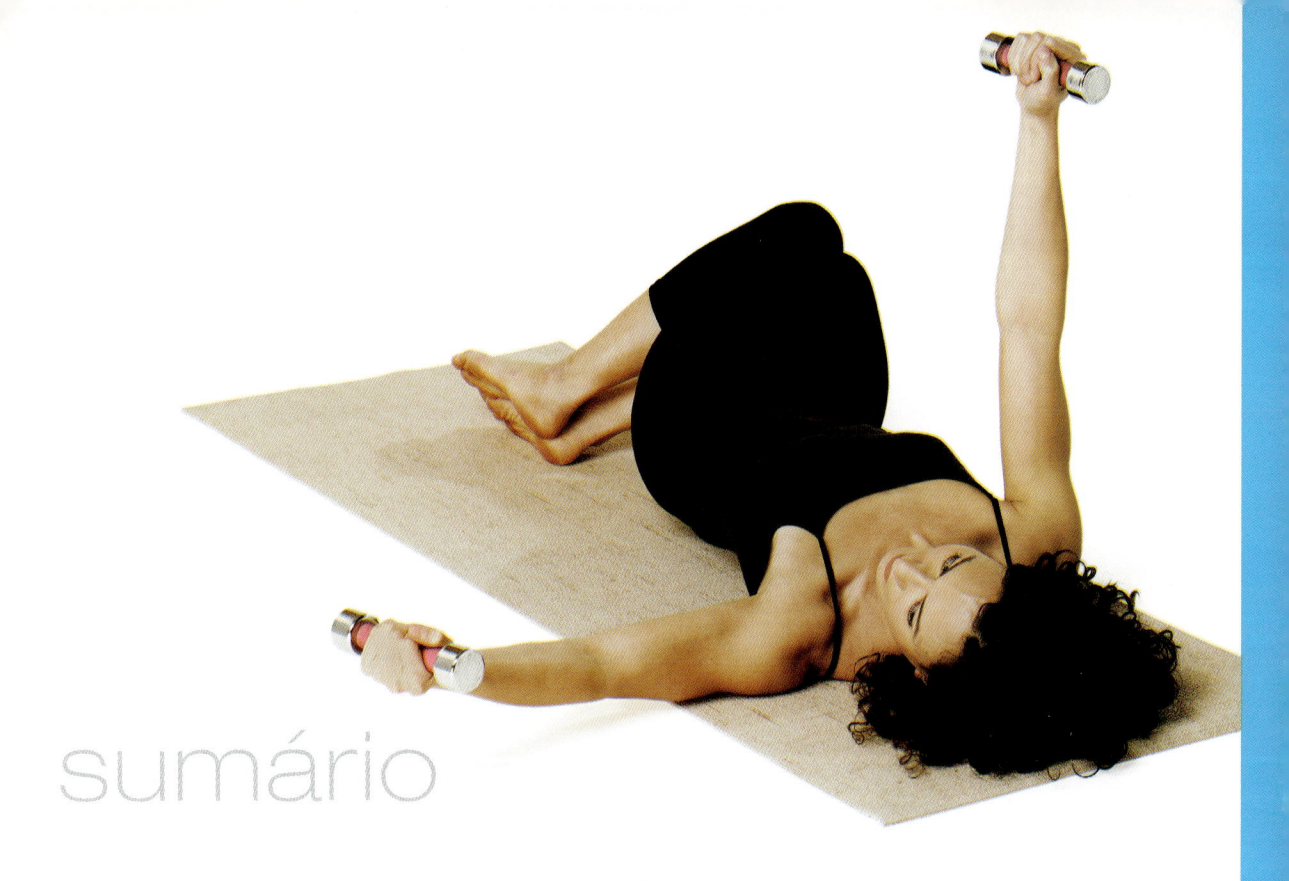

Introdução	6
A história do Pilates	8
Ótima saúde e bem-estar	9
A postura perfeita	10
O problema da obesidade	11
Quanto peso você quer perder?	12
Como tirar o melhor do programa?	16
Antes de começar	17
Fundamentos	18
Os exercícios para perder peso	48
As séries	108
Séries para esculpir	124
O Pilates no dia a dia	130
Maximização da perda de peso	138
Informações adicionais	158
Índice Remissivo	159

Introdução

"Em 10 sessões, você sentirá a diferença; em 20, verá a diferença e em 30, terá um corpo inteiramente novo."

– JOSEPH PILATES, *RETURN TO LIFE THROUGH CONTROLOGY*

E que corpo terá!

Chegou a hora de descobrir o que muitas celebridades já sabem há muito tempo. Famoso por criar silhuetas esguias e alongadas, não é de admirar que hoje o Pilates seja um dos métodos de ginástica mais populares no mundo, com o número de praticantes aumentando constantemente. Esse aumento incrível se deve a um motivo muito simples: o Pilates funciona!

Mas o Pilates é uma boa escolha para perder peso a longo prazo?

A resposta é um sonoro "sim", porque o Pilates exige um treinamento de força, crucial para alcançar o êxito na perda de peso e, mais importante ainda, para a manutenção desse peso! Com "treinamento de força" não queremos dizer musculação pesada. Não se preocupe: com o Pilates, você não se tornará uma montanha de músculos, mas esculpirá e criará o corpo que deseja.

Vamos examinar alguns mitos sobre emagrecimento para descobrir por que o Pilates é tão eficiente como treinamento de força. Talvez um bom ponto de partida seja deixar bem claro o que realmente pretendemos. Queremos perder peso ou perder gordura? O problema de dar atenção somente à balança é que você pode estar perdendo músculos juntamente com a gordura. Você começará a perder peso sempre que gastar uma quantidade maior de energia (calorias) do que a absorvida.

Neste caso, portanto, a equação é bem simples: "faça mais e coma menos". Acontece que muitas pessoas já tentaram essa fórmula e descobriram que ela não funciona de modo tão fácil. Há quem quase morra de fome para perder peso, pensando que tudo é uma questão de contagem de calorias. Mas reduzir o consumo de calorias é só uma parte da solução. O mais importante é capacitar o corpo a queimar mais calorias, ou seja, melhorar o ritmo metabólico. Para isso, será necessário adquirir massa corporal magra, pois é a massa muscular por baixo da gordura que queima calorias diariamente, mesmo quando você está descansando!

Para que um programa para perder peso seja eficiente a longo prazo, você deverá ter a massa muscular certa a fim de manter seu ritmo metabólico elevado. Sim, se passar fome, você talvez perca gordura e pese menos na balança, porém, sem uma rotina de treinamento de força como o Pilates, perderá também os recursos musculares de que necessita para manter em bom nível o ritmo metabólico. De fato, esse ritmo pode mesmo ficar lento e impedir a manutenção da perda de peso, porque engordará toda vez que ingerir algumas calorias extras.

Certo, todos os tipos de exercício queimam calorias e desenvolvem tecido muscular. Mas o Pilates supera a todos pela sua capacidade de construir tecido muscular magro, possibilitando ao corpo mostrar-se mais eficiente na queima de calorias mesmo depois do fim da sessão, quando se retomam as atividades normais. Além disso, os exercícios de Pilates deste livro foram selecionados principalmente por seus efeitos na formação de músculos. Alguns precisaram ser modificados para aumentar a eficiência na tonificação muscular. As sessões incluem exercícios de carga, que usam o peso do próprio corpo contra a gravidade, e exercícios de mão livre e resistência, que o ajudarão a criar mais músculos e perder peso. Isso torna o Pilates uma das melhores maneiras de controlar o peso a curto ou a longo prazo, evitando o típico "efeito ioiô", o sobe e desce do peso.

Em que o programa Pilates para Perder Peso difere de uma sessão normal de Pilates? Os exercícios deste livro foram modificados para aumentar seus efeitos na tonificação do corpo. Quando necessário, combinamos alguns para você auferir benefícios "em dobro". Por exemplo, Oclusão da Caixa Torácica com Deslizamento de Perna (p. 49), Giro de Quadris com Extensão de um Braço (p. 69) e Dardo com inclinação lateral (p. 105).

Esse programa de condicionamento total dará a oportunidade de esculpir seu corpo da maneira que você quiser. Embora o corpo inteiro (e a mente) participe de cada exercício, a precisão com a qual você executa os movimentos permitirá concentrar-se em áreas específicas. Assim, você esculpirá seu corpo, a cinzel!

Para maximizar sua perda de peso e ajudá-lo a conseguir ótima saúde e bem-estar, incluímos capítulos sobre treinamento conjugado a atividades cardiovasculares, dietas saudáveis e escolhas de estilos de vida positivos.

A história do Pilates

O legado de Joseph Pilates

Os exercícios deste livro se baseiam na obra de Joseph Pilates, alemão nascido em 1883 que, para usar um chavão, estava muito à frente de seu tempo. A importância que ele atribuía aos fundamentos, como a força interna, seria clinicamente reconhecida em pesquisas realizadas mais de vinte anos após sua morte.

Incorporando elementos extraídos de artes marciais, musculação e yoga, Joseph desenvolveu inicialmente uma série de exercícios para serem feitos sobre um colchão. Depois, quando prisioneiro em Lancaster, após o início da Primeira Guerra Mundial, idealizou equipamentos usando molas de cama e tiras de couro, para que mesmo os internos acamados pudessem exercitar os membros.

Entretanto, na academia que fundou em Nova York juntamente com sua esposa Clara, ao final dos anos 1920, é que o Método Pilates foi definido. Para Joe e Clara, o Pilates era um estilo de vida, mais do que um negócio. Seus primeiros clientes provinham da comunidade do boxe, porém, como o atendimento acontecia nas redondezas do New York City Ballet, os bailarinos da região sentiram-se estimulados a procurá-lo quando se machucavam. Depois da morte de Joe, Clara continuou a dirigir a academia enquanto foi possível e passou o bastão a alguns dos professores que haviam trabalhado com seu marido. Cada um desses professores desenvolveu o método à sua maneira, criando, assim, as diferentes abordagens do Método Pilates que conhecemos hoje.

A história do Pilates de Controle Corporal

Muitas são as razões pelas quais as pessoas decidem fazer Pilates. No meu caso, foi a dor de uma hérnia de disco que me persuadiu a testar esse método, então pouco conhecido. O Pilates teve um impacto imediato e positivo no problema em minhas costas. Não iniciei as sessões para perder peso, mas fiquei agradavelmente surpresa ao descobrir que isso tinha acontecido! Na verdade, fiquei tão impressionada com as mudanças em meu corpo e em minha percepção corporal que resolvi ensinar Pilates em vez de História!

Depois de completar meu curso em Londres, comecei a perceber que, embora Joseph Pilates nos houvesse legado um trabalho maravilhoso, muitos de seus exercícios originais exigiam esforço excessivo do corpo médio. E como o meu era decididamente médio, acho que isso ajudou bastante minha compreensão. Assim, começamos a reavaliar os exercícios de Joseph e a modificá-los recorrendo a pesquisas médicas mais recentes e desenvolvendo uma abordagem muito específica, que chamamos de Pilates de Controle Corporal. Muitos dos exercícios de nosso programa são exclusivos do Pilates de Controle Corporal. Nosso objetivo sempre foi tornar o Pilates acessível a todas as pessoas, independentemente de idade ou forma física. Tivemos sucesso nisso, e a Body Control Pilates Association é hoje a agremiação de professores de Pilates mais importante da Europa.

Ótima saúde e bem-estar

São muitas as razões pelas quais as pessoas iniciam o Pilates: eliminar dores nas costas, evitar contusões, adquirir maior flexibilidade, combater o stress ou simplesmente modelar um bumbum caído ou uma barriga flácida.

Não importa o motivo para iniciar as aulas, posso garantir que a razão pela qual as pessoas continuam a frequentá-las é o fato de se sentirem ótimas. Os benefícios para a saúde incluem:

Melhor postura e uso do corpo Dores nas articulações e nos músculos se devem quase sempre ao mau uso do corpo e à má postura. Os tecidos musculares e as articulações sofrem quando perdemos a consciência da boa postura e do uso correto do corpo.

Melhor circulação, mais mobilidade das articulações e cura mais rápida O Pilates trabalha com o conceito de que o corpo pode curar a si mesmo. Seus movimentos ocorrem no nível das células para canalizar o fluxo sanguíneo a todas as regiões do corpo, transportando nutrientes e eliminando toxinas.

Melhor densidade óssea Como método de treinamento de força, o Pilates pode ajudar a fortalecer seus ossos. Quanto mais rijos forem os músculos, maior impacto exercerá no adensamento dos ossos.

Alívio do stress A compreensão dos movimentos no Pilates, a respiração profunda e o alívio da tensão se combinam para proporcionar calma e relaxamento.

Melhor sistema imunológico Estudos mostraram que o exercício regular ajuda a fortalecer o sistema imunológico. Joseph Pilates se orgulhava do fato de nenhum dos internos que frequentavam suas aulas diárias no campo de prisioneiros ter morrido por causa da terrível epidemia de gripe espanhola.

Melhor vida sexual O Pilates pode melhorar a vida sexual das pessoas aguçando sua percepção do corpo, sua autoconfiança e sua autoestima. Por fim, mas igualmente importante, há o fato de que esse método fortalece os músculos do assoalho pélvico.

Mais equilíbrio e coordenação À medida que envelhecemos, essas habilidades podem fazer toda a diferença em nossa qualidade de vida. O Pilates pode ajudar a reduzir o risco de quedas e fraturas.

Benefícios antienvelhecimento O Pilates dará um corpo ao mesmo tempo forte e flexível até uma idade avançada. Pode ajudar, ainda, a manter a pele esticada. O colágeno dá elasticidade, mas se regenera muito devagar. Para preservar a elasticidade juvenil da pele, também é necessário fazer exercícios que a estiquem, pois isso estimula a produção do hormônio DHEA (deidroepiandrosterona), responsável pelo colágeno protetor. Recomenda-se duas horas de estiramento por semana, em associação com atividades cardiovasculares. Isso mantém suas articulações naturalmente lubrificadas. Novas pesquisas revelam que o exercício de fato modifica o fluido lubrificante, dotando este de mais substâncias químicas capazes de restaurar o colágeno.

pilates para perder peso

A postura perfeita

A partir de agora, você começa a ser uma nova pessoa. Quero que pare e preste atenção ao modo como está sentado ou de pé lendo este livro. Tenho certeza de que, ao ler estas palavras, já começa a fazer pequenas mudanças em sua postura. Endireitou um pouco as costas ou, quem sabe, encolheu um pouco a barriga? Creio que a maioria das pessoas sabe muito bem como se sentar, mas, durante as atividades diárias, se esquece desse pormenor. É uma pena, pois não existe maneira mais rápida de melhorar nossa aparência do que manter o corpo reto quando estamos de pé ou sentados.

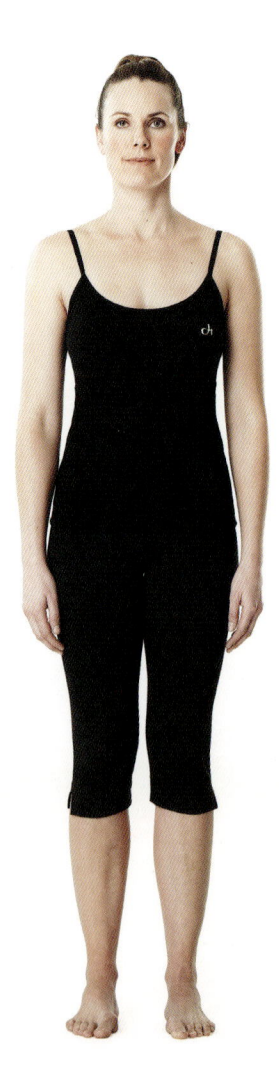

Coloque-se diante de um espelho, somente com as roupas de baixo. Afrouxe a postura. Ouso garantir que essa não será uma das visões mais belas que você pode ter. Postura frouxa significa que você parece menor, com o ventre dilatado, que seu peitoral (caso seja homem) desaparece, que seus seios (caso seja mulher) ficam caídos e que sua cintura some por causa das costelas abaixadas na direção dos quadris.

Agora repita a experiência, porém com a postura ereta. Alongue a coluna vertebral, estirando-se até o alto da cabeça. Erga os ombros, deixando os braços caírem ao lado do corpo. Contraia suavemente os músculos abdominais na direção da coluna (mais adiante, voltaremos a esse ponto). Inspire. Observe as mudanças. Você achará imediatamente que sua estatura aumentou, que seus seios (se for mulher) ficaram empinados, que seu peitoral (se for homem) reapareceu e que sua barriga está mais achatada.

O problema, para a maioria de nós, é que é muito cansativo permanecer ereto. Para ficarmos assim, precisamos da atividade dos músculos posturais profundos. Nossos músculos "internos" são, basicamente, músculos antigravitacionais. Quando estão fracos, torna-se muito difícil manter uma boa postura. O Pilates pode oferecer essa força interna a partir de fora, pode dar a capacidade de permanecer ereto o tempo todo. É isso que tem atraído tanta gente para o Pilates há anos. Ele pode dar uma desenvoltura e elegância naturais (um "porte gracioso", como Joseph Pilates costumava dizer).

Postura e movimento são coisas inseparáveis, pois é praticamente impossível ficarmos parados. Podemos achar que estamos imóveis, mas, na verdade, nossos músculos e nervos fazem centenas de minúsculos ajustamentos em resposta à força da gravidade e ao ambiente. Nossa postura cotidiana e a maneira como nos movemos são afetadas por uma ampla gama de influências que vão da genética, passando pelo histórico médico e pessoal, às circunstâncias ambientais e culturais. Para facilitar mudanças duradouras, você precisa entender e aprender como usar bem seu corpo. E é o que fará ao praticar os exercícios de Pilates deste livro. Além de construir tecidos musculares magros e remodelar suas formas, aprenderá também o bom uso do corpo exercitando a boa postura e os movimentos corretos.

O problema da obesidade

O excesso de peso, a obesidade ou a obesidade mórbida aumentam muito o risco de desenvolver doenças como o diabetes, a hipertensão, as cardiopatias, os acidentes vasculares e a osteoartrite.

Uma pesquisa de 2006, publicada pelo National Health Service, constatou que, em 2005, 23,1% dos homens ingleses eram obesos (em comparação com 13,2% em 1993). Tendência semelhante ocorria entre as mulheres inglesas (24,8% em 2005, 16,4% em 1993). Ainda mais preocupante: em 2005, cerca de uma em seis crianças, com idade entre 2 e 10 anos, podia ser considerada obesa. A pessoa é considerada obesa quando seu Índice de Massa Corporal (IMC) chega a 30 ou mais (ver p. 13); e morbidamente obesa quando ela está com 45 kg acima de seu peso ideal ou tem um IMC de 40 ou mais.

Por que esses números subiram tanto é um motivo de real preocupação, pois a causa do problema, ao menos em princípio, é fácil de identificar e eliminar. A adoção de uma dieta saudável é essencial à solução, tanto quanto a preferência por um estilo de vida saudável e ativo. Se você acha que está gordo ou tem muito peso a perder, consulte seu médico, que dará orientação e apoio.

O Pilates pode ajudá-lo? Tenho certeza de que a resposta é "sim". Se você está muito acima do peso, sua situação é realmente problemática. Cerca de 50% dos adultos alegam que a própria saúde não é suficientemente boa para que possam praticar esportes ou atividades físicas; no entanto, é claro que precisam de exercícios para melhorar sua condição e emagrecer. Espero que, recebendo o aval de seu médico, você experimente alguns dos movimentos suaves do programa Pilates e aceite nossas sugestões para praticar atividades cardiovasculares. Os exercícios fundamentais (pp. 19-47) serão um ótimo ponto de partida.

À medida que você adquire confiança em sua capacidade de movimentar-se, vai aos poucos conseguindo aumentar seus níveis gerais de atividade. Comece devagar, tornando-se mais ativo no cotidiano. Lembre-se de que qualquer atividade extra será útil. Pode começar simplesmente andando um pouco mais. Quando se acostumar a isso, tente caminhar mais depressa por alguns minutos, pois assim gradualmente irá adquirindo boa forma. Exames médicos regulares são imprescindíveis; combinados com a dieta saudável e o estilo de vida recomendados mais adiante, permitirão colher os benefícios oferecidos por este programa.

Quanto peso você quer perder?

As balanças domésticas comuns podem fornecer uma ideia aproximada, mas podem também distorcer a verdade sobre quanta gordura você está carregando. Se você considerar apenas seu peso em quilos e gramas, talvez receba uma resposta errada: é perfeitamente possível que alguém esteja no peso ideal e ainda assim tenha excesso de gordura. Por exemplo, uma pessoa musculosa e atlética às vezes pesa o mesmo na balança que outra fora de forma e acima do peso, pois o músculo é mais denso do que a gordura.

Uma confusão parecida ocorre quando você usa a balança apenas para avaliar seu progresso. Exercitando-se mais, você perderá gordura e a substituirá por tecido muscular. Notará que seu corpo ficou mais rijo, mais firme e mais tonificado – e que suas roupas agora caem melhor. Talvez até passe a usar um número menor... mas, ao subir na balança, descobrirá que continua com o mesmo peso! Não peço que jogue fora sua balança, pois ela realmente dá uma ideia aproximada de como você está indo; digo apenas que você necessita de um meio mais preciso para descobrir quanta gordura precisa perder e, também, para medir quanto progresso está fazendo.

ÍNDICE DE MASSA CORPORAL

Nossos corpos são feitos de dois componentes: massa corporal magra e gordura. A massa corporal magra é composta de órgãos como o coração, o fígado, o pâncreas, os ossos, a pele e, é claro, o tecido muscular. Todos eles, para crescer e se regenerar, precisam de oxigênio e nutrientes extraídos dos alimentos. Os músculos, sobretudo, possuem elevado ritmo metabólico e queimam calorias rapidamente. Além da massa corporal magra, o resto de seu corpo é gordura: não necessita de oxigênio, não se regenera e apresenta ritmo metabólico lento; portanto, não queima calorias.

Alguma gordura é essencial ao corpo – ela nos mantém aquecidos e funciona como isolante. Se você é mulher e muito magra, corre o risco de sentir diminuição da fertilidade associada à amenorreia (fim da menstruação), o que, por sua vez, pode afetar a saúde de seus ossos a longo prazo.

O que temos de considerar é a proporção entre massa magra e gordura. A primeira está sempre se alterando em virtude das mudanças ocorridas nos músculos. Pessoas com pouca massa corporal magra costumam se sentir fracas, e estudos já mostraram que correm tanto risco de degeneração e envelhecimento precoce quanto aquelas que são obesas. Eis um bom motivo para não confiar em certas dietas de emagrecimento da moda, mas preferir os exercícios e alimentação sadia, que nos mantêm sempre magros. As dietas da moda que não incluem exercícios farão você perder tecido muscular – e isso também significará perda de tônus na musculatura e baixos níveis de energia.

A melhor maneira de afinar o corpo, gerar mais energia, fortalecer o sistema imunológico e ter saúde perfeita é aumentar a massa corporal magra com exercícios e uma dieta balanceada saudável.

O método mais comumente usado para avaliar se o peso está colocando a saúde em risco é o Índice de Massa Corporal (IMC). O sistema é usado no mundo inteiro por médicos e profissionais de ginástica. O IMC considera, em sua fórmula, o peso e a altura. Embora, sozinho, não informe a quantidade de gordura em nosso corpo, ele pode, juntamente com a proporção cintura-quadris (p. 14), fornecer uma ideia melhor de quanto peso precisamos perder.

Como medir o Índice de Massa Corporal (IMC)

IMC = seu peso (em quilos) ÷ sua altura (em metros) ao quadrado.
Por exemplo, 60 kg ÷ (1,65 m x 1,65 m) = 22

Resultados

Menos de 18,5: abaixo do peso. Isso significa que você precisa ganhar peso em benefício de sua saúde. Consulte um médico caso tenha alguma preocupação ou receie engordar.

18,5-25: normal. Não quer dizer que não possa perder algum peso em benefício de sua aparência, mas, para manter a saúde, permaneça nessa faixa. Lembre-se, porém, de que talvez precise de tonificação.

25-30: acima do peso. Deve emagrecer um pouco para conservar a saúde.

30-40: obeso. Sua saúde está correndo risco. Perder peso vai melhorá-la.

Mais de 40: morbidamente obeso. Procure seu médico para um exame completo antes de iniciar os exercícios.

Infelizmente, o IMC não dá uma imagem perfeita da situação. Um quilo de tecido muscular pesa o mesmo que um quilo de gordura: a única diferença é que a gordura ocupa mais espaço do que o tecido muscular. Por isso, o garotão enxuto talvez pese o mesmo que o boa-vida com barriguinha de chope – porém o jeans cai melhor no primeiro! Esse índice também não serve durante a gravidez e a amamentação, ou quando a pessoa está muito fraca.

PROPORÇÃO CINTURA-QUADRIS

Esta medida divide a circunferência de sua cintura pela circunferência de seus quadris. É uma medida muito importante, pois sabemos que a distribuição de gordura no corpo tem sérias implicações para a saúde. A gordura acumulada em volta da cintura causa problemas, conforme já foi provado, principalmente risco maior de diabetes do tipo 2, doença cardíaca, hipertensão e colesterol alto. Nas mulheres, essa "obesidade central", que molda uma típica silhueta em forma de maçã, está associada ao risco elevado de câncer de mama antes da menopausa. A gordura acumulada em torno dos quadris molda uma silhueta em forma de pera e parece menos perigosa.

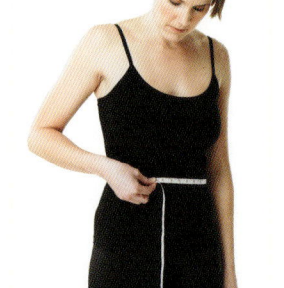

Como obter a proporção cintura-quadris

1. Cintura
Fique de pé, mas relaxe a cintura (sem contrair ou encolher – isso seria trapacear). Localize o ponto mais estreito (geralmente em torno do umbigo) e meça essa parte.

2. Quadris
Ainda de pé, encontre o ponto mais largo dos quadris e nádegas; meça essa parte.

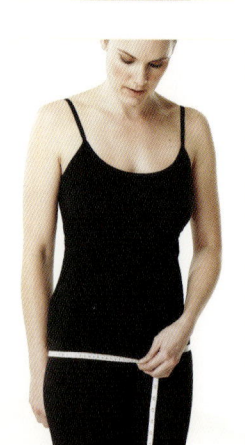

3. Proporção cintura-quadris
Divida o resultado de 1 (cintura) pelo resultado de 2 (quadris). Assim, você obterá a proporção entre a cintura e os quadris.

Leitura dos resultados

Se você é mulher, sua proporção deverá ficar abaixo de 0,80 cm; se é homem, abaixo de 0,90 cm.

PERDA DE PESO SAUDÁVEL

Antes de iniciar este programa para perder peso, meça seu IMC conforme explicado anteriormente e também sua proporção cintura-quadris. Determine quanto peso precisa perder. Tenha em mente que os profissionais de saúde aconselham uma perda de 5-10% num período de três a seis meses. O que quer dizer isso? Digamos que você pese 90 kg; uma perda de peso saudável em seis meses girará em torno de 8 kg. Seu objetivo deverá então ser 72 kg.

A taxa ideal de emagrecimento com saúde é de 0,5 a 1 kg por semana. Isso pode parecer excessivamente lento, mas convém lembrar que a meta é perder peso sem perda de saúde. Mesmo se você perder apenas 0,5-1 kg por semana, sua silhueta mudará visivelmente. Você perderá centímetros! E seu corpo ficará mais tonificado, mais esguio.

Se o IMC o classificar como acima do peso, então seu objetivo será trazer o resultado para uma categoria "normal" aceitável. Do mesmo modo, se sua proporção cintura-quadris estiver muito alta, seu objetivo será baixá-la seguindo nossas orientações.

Para manter um registro de seu progresso e definir a melhor maneira de alcançar seus objetivos, você talvez queira adotar o plano seguinte.

Plano pessoal de perda de peso

Data

Peso atual

Altura

Índice de Massa Corporal (IMC)

Medida da cintura

Medida dos quadris

Proporção cintura-quadris

Quanto peso quer perder nos próximos seis meses?

Quantos passos dá diariamente (caso tenha um pedômetro)?

Qual o melhor período para você praticar seus 150 minutos de Pilates?

Qual o melhor período e quais os melhores dias da semana para você praticar seus 150 minutos de atividade cardiovascular (ver p. 138)?

Como monitorará seu progresso?

Que recompensa dará a você mesmo pelo progresso alcançado?

Como tirar o melhor do programa?

O ideal será ler todos os capítulos, exceto os exercícios, antes de começar. Enquanto isso, eis algumas dicas muito simples para usar melhor este livro.

1. Leia "Antes de começar" (página oposta) e assegure-se de que possui todo o equipamento.
2. Pese-se numa balança precisa, nu ou apenas com as roupas de baixo, logo de manhã.
3. Obtenha seu Índice de Massa Corporal (p. 13) e sua Proporção Cintura–Quadris (p. 14). Ponha isso em seu Plano Pessoal de Perda de Peso (p. 15).
4. Leia o capítulo sobre como maximizar sua perda de peso com treinamento conjunto, dieta adequada e mudanças no estilo de vida (pp. 138-57).
5. Consulte seu médico e complete o restante do Plano Pessoal de Perda de Peso levando em conta as recomendações dele. Estabeleça metas.
6. Leia o capítulo sobre Fundamentos (p. 18) e pratique os exercícios até a perfeição!
7. Inicie as sessões Todos os Níveis (pp. 108-11). Leia com atenção e aprenda todos os exercícios das sessões antes de praticá-los. Gradualmente, chegue aos 150 minutos de prática de Pilates por semana.
8. Se quiser, inclua a sessão de Escultura (pp. 124-29) para quaisquer áreas problemáticas.
9. Comece a ficar mais ativo aumentando a quantidade dos exercícios incidentais que porventura pratique. Por exemplo, o número de passos dados diariamente. Registre isso em seu Diário de Treinamento (p. 139).
10. Estabeleça a taxa de batimentos cardíacos que deseja ter (p. 141) e registre-a em seu Diário de Treinamento (p. 139).
11. Planeje suas atividades cardiovasculares para cada semana (pp. 138-43). Estabeleça como meta 150 minutos semanais. Registre essas atividades cardiovasculares no Diário de Treinamento (p. 139).
12. Retire do armário da cozinha e da geladeira todo alimento processado e substitua-o por itens mais saudáveis (ver pp. 144-50).
13. Reserve algum tempo para o relaxamento em sua agenda e assegure-se de que as horas de sono tem sido suficientes.
14. A cada duas semanas, pese-se na mesma balança, na mesma hora e com as mesmas roupas de baixo (lavadas, é claro!). Anote o peso. Meça de novo seu IMC e sua proporção cintura-quadris, comparando os resultados.
15. Registre seu progresso e metas alcançadas, dando a você mesmo uma recompensa apropriada! Se não fez progressos, procure saber o motivo e enfrentar o problema.
16. Avalie seu nível de capacidade cardiovascular e de exercitação no Pilates em intervalos regulares. Tente perceber se já está pronto para passar a um nível superior de dificuldade.
17. Procure variar as sessões seguindo as dicas das pp. 154-56.

Antes de começar

Eis uma lista dos equipamentos necessários para a prática do Pilates.

Um tapete grosso, que não deslize, ou um tapete de yoga dobrado.
Uma toalha dobrada ou um pequeno travesseiro baixo.
Um travesseiro alto.
Uma fita elástica de resistência média ou um lenço elástico comprido.
Halteres de mão de 0,5-4 kg cada um.
Tornozeleiras de 0,5-1 kg (algumas permitem que o peso seja ajustado cumulativamente).
Um caderno a ser usado como Diário de Treinamento.
Uma fita métrica para calcular a proporção cintura-quadris e uma balança de banheiro (não mostrada na foto).

Você pode improvisar as próprias tornozeleiras com um par de meias (ou com uma malha de ginástica cortada). Pese 500 g de arroz ou feijão (mais, à medida que for progredindo). Dê um nó na perna a cerca de 15 cm de distância do pé. Encha as meias com o arroz ou o feijão e dê outro nó. Então, amarre em volta dos tornozelos as tornozeleiras improvisadas. Também poderá usar latas de ervilha ou garrafas pequenas de água como halteres de mão. Mas tome cuidado com o alinhamento de seu pulso, porque a pegada será diferente daquela obtida em relação aos pesos comerciais. Assegure-se de que o pulso não fique num ângulo incômodo.

ANTES DE INICIAR UMA SESSÃO

Prepare o ambiente de modo que fique aquecido, confortável e livre de distrações. Precisará de espaço suficiente para mover braços e pernas sem problemas. Se desejar, ponha uma música de fundo, mas suave, que não perturbe sua concentração.

Não se exercite caso esteja se sentindo indisposto, tenha bebido álcool ou ingerido uma refeição pesada. Também evite o exercício se estiver machucado, em tratamento médico ou tomando remédios.

Lembre-se: sempre é prudente consultar seu médico antes de iniciar um novo regime de exercícios. Muitos deles são ótimos para problemas das costas, por exemplo, mas primeiro é necessário buscar orientação especializada. Além disso, alguns exercícios deste programa não devem ser praticados durante a gravidez.

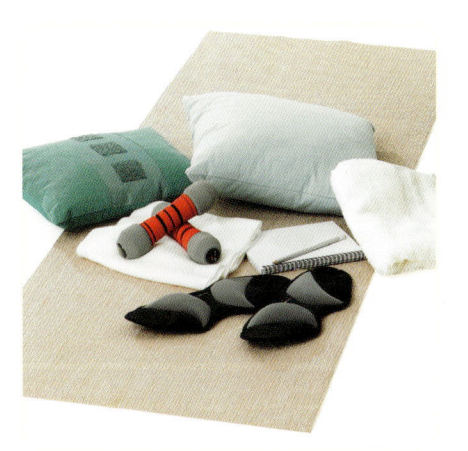

fundamentos

As páginas seguintes são, indiscutivelmente, as mais importantes do livro. Imagine que tenha em mãos um livro de culinária e que os exercícios sejam as receitas. Esta seção trataria das habilidades necessárias para cozinhar, como ferver, assar, fritar e fazer a lista dos ingredientes. Sem essas habilidades e sem os ingredientes certos, até a melhor receita falhará.

Não importa qual seja sua forma física ou sua experiência em Pilates, regularmente você deve passar em revista os exercícios fundamentais. Nosso método está sempre evoluindo e valendo-se de novas pesquisas científicas. Quando aplicáveis, incorporamos abordagens e ideias recentes em nossos ensinamentos. Neste livro, apresento algumas técnicas inovadoras para desenvolver a estabilidade interna, como a Contração Variável (ver p. 27). São mudanças pequenas, mas espero que você considere úteis.

O Pilates de Controle Corporal construiu reputação mundial graças à maneira única de ensinar os fundamentos do programa. Em nosso modo de ver, é aí que você pode vencer ou fracassar em sua prática. Se o básico estiver errado, a prática dos exercícios apresentará falhas e o programa não cumprirá o que prometeu. Numa situação ideal, você teria aulas com um professor qualificado, que o ajudaria a entender bem os fundamentos. Na falta do professor, porém, poderá aprender os exercícios nesta seção. Pratique-os com diligência. Eles o ajudarão a entender seu corpo e os movimentos corporais. As três áreas que focalizaremos aqui são: como encontrar o bom alinhamento postural em diversas posições, como respirar corretamente durante os exercícios e como reforçar a estabilidade interna. A ordem em que apresento os exercícios básicos é a mesma que adotaria se fosse ensinar um aluno novo.

Oito princípios orientam cada movimento em nossa abordagem ao exercício:

1. Relaxamento
2. Concentração
3. Alinhamento
4. Respiração
5. Centralização – força interna
6. Coordenação
7. Movimentos fluidos
8. Vigor

Em todos os exercícios, é essencial que você esteja consciente de seus movimentos. O Pilates foi chamado de "ginástica inteligente" não por exigir massa cinzenta para executar os exercícios e sim por ser necessário "refletir" sobre aquilo que está executando. O Pilates treina ao mesmo tempo o corpo e a mente. Penso que Joseph Pilates se inspirou nas artes marciais do Extremo Oriente – movimentos lentos, controlados e fluidos, executados com total consciência. Ele dizia que um dos principais benefícios de seu método era a aquisição de perfeito controle da mente sobre o corpo. Mesmo depois que você se familiarizar com os exercícios, deverá continuar usando a mente para dominar o corpo. Acrescentando novos desafios à sua rotina, você progredirá para patamares mais avançados.

Posição ereta

Você já reparou como é difícil permanecer em pé, ereto, por determinado tempo? Em geral, o que acontece após alguns minutos é começarmos a transferir o peso do corpo de uma perna para outra, inclinando o corpo para a frente ou para trás. A maioria das pessoas não tem atividade suficiente nos músculos posturais profundos para manter uma boa postura mesmo por alguns instantes. Nisso o Pilates pode ensinar muita coisa.

OBJETIVO
Promover a consciência da boa postura.

Posição inicial
Fique de pé no chão, não no tapete. Afaste os pés na largura dos quadris, numa posição natural, ou seja, sem virá-los para fora nem forçá-los a ficar paralelos. Deixe os braços penderem ao lado do corpo, relaxados.

"A posição ereta também é muito importante e devemos praticá-la o tempo todo até dominá-la perfeitamente."
- JOSEPH PILATES, *RETURN TO LIFE THROUGH CONTROLOGY*

AÇÃO

1. Incline-se ligeiramente para a frente, a partir dos tornozelos, até sentir que o peso repousa na parte dianteira da sola do pé, perto dos dedos. Mantenha os calcanhares encostados ao chão.

2. Incline-se para trás, até sentir o peso repousando nos calcanhares. Mantenha os dedos no chão.

3. Volte ao centro e procure perceber os três pontos de seus pés – a base do dedo grande, a base do dedo menor e o meio do calcanhar. Isso forma um triângulo. Sinta seu peso repousando sobre esse triângulo.

4. Suavemente, recue os joelhos e em seguida distenda-os. A ideia é estirá-los, mas não travá-los.

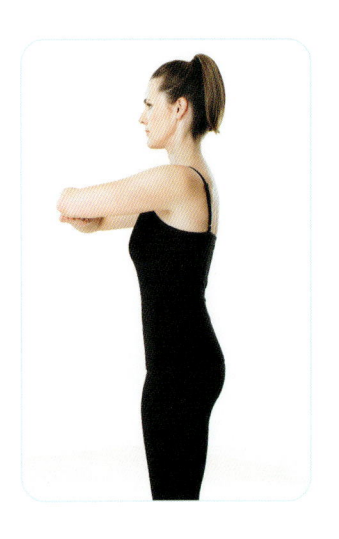

5. Agora, concentre-se na pelve. Empurre-a sem esforço para a frente. O osso pubiano recuará (ver foto à esquerda).

6. Agora, também sem esforço, recue a pelve. O osso pubiano se projetará para a frente (ver foto à direita, no alto).

7. Coloque a pelve na posição central, neutra (veremos como se faz isso na p. 24).

8. Sem mover o cóccix, sinta-o se estirando para baixo. Os quadris devem estar relaxados.

9. Levante a cintura, afastando-a da pelve. Sinta os abdominais profundos trabalhando enquanto faz isso.

10. Procure tomar consciência de sua caixa torácica e de sua respiração.

11. Sinta as escápulas se dilatando nas costas enquanto as clavículas fazem o mesmo diante dos ombros.

12. Deixe que seus braços pendam livre e frouxamente dos ombros.

13. Estique-se bem para cima, afrouxando o pescoço e deixando a cabeça balançar livremente no alto da coluna vertebral.

14. Olhe para a frente, suavizando o olhar.

15. Tome consciência de uma sensação de oposição ao longo de seu corpo. Quando estica a coluna vertebral para cima, o cóccix também se estica, para baixo. Firme-se sobre os dois triângulos dos pés.

16. Respire!

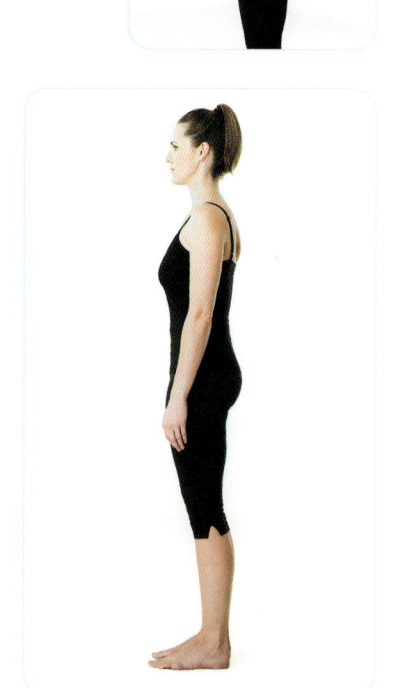

Respiração

Por que a respiração é tão importante na prática do Pilates? Se você já teve uma aula de meditação, deve saber que uma das primeiras coisas exigidas pelo professor é prestar atenção ao ato de respirar. Não há melhor maneira de manter a mente no instante atual. Quando atentamos para a nossa respiração, pensamos em nosso corpo agora, no momento presente. Além disso, a respiração está diretamente ligada ao alinhamento do esqueleto. Praticamente todos os músculos responsáveis pelo ato de respirar têm também uma função postural. Assim, há uma relação estreita entre postura, respiração e movimento. O que precisamos aprender é como aumentar a eficiência de nossa respiração, a qual, por sua vez, aumentará também nossa absorção de oxigênio. Essa habilidade é essencial durante o exercício e durará a vida inteira.

Fique diante de um espelho. Respire fundo e observe a sua imagem. Seus ombros sobem na direção das orelhas ou a parte inferior de seu ventre se expande com a entrada do ar? Nenhuma das duas coisas é errada, mas podemos melhorá-las. Queremos que seus pulmões se dilatem em todas as direções, como um balão. O problema é que a maioria das pessoas só infla o balão parcialmente, sem também esvaziá-lo por completo. Se você expelir todo o ar, estimulará naturalmente uma inspiração mais profunda.

Joseph Pilates pedia a seus alunos que expelissem cada átomo de ar dos pulmões até criar neles um vácuo quase completo. É que, desse modo, os pulmões automaticamente se enchem outra vez de ar fresco.

A fim de melhorar sua respiração durante o exercício, recorreremos à respiração torácica lateral, que significa absorver ar dilatando ao máximo a caixa torácica. Isso faz sentido, pois os pulmões se localizam nesse local. Quando a caixa torácica se expande, o volume da cavidade aumenta, e a capacidade de absorver oxigênio aumenta também, estimulando o funcionamento máximo da parte inferior dos pulmões.

Esse tipo de respiração torna a parte superior do corpo mais móvel e flexível. Os pulmões trabalham como foles, com a parte inferior da caixa torácica se expandindo quando você inspira e se contraindo quando você expira. Pois bem: ao inspirar, seu diafragma desce automaticamente. O objetivo não é impedir isso e sim direcionar o movimento para os lados e para trás, o que também será útil caso você precise usar os abdominais para se estabilizar.

AÇÃO
Faça este exercício simples de respiração

1. Sente-se ou fique de pé. Enrole uma toalha (fita elástica, lenço) em volta das costelas, cruzando-a na frente.

2. Segurando a toalha pelas pontas e apertando-a suavemente, inspire e faça com que suas costelas a empurrem (cuidado para não erguer muito o esterno).

3. Ao expirar, aperte um pouco a toalha, o que irá ajudá-lo a esvaziar os pulmões. Descontraia a caixa torácica e o esterno.

Pratique esse exercício moderadamente, porém com frequência. Procure não "respirar demais": se ficar um pouco tonto, pare e tente de novo mais tarde.

Neste livro você encontrará instruções sobre o momento exato de inspirar e expirar durante a prática dos exercícios. Aprender isso é parte do desafio mente-corpo. Cada exercício tem o próprio padrão respiratório, escolhido para facilitar os movimentos. O padrão mais comum é:

– Inspirar como preparação para o movimento
– Expirar, estabilizar e mover-se
– Inspirar e, ainda estabilizado, voltar ao normal

Se ficar tonto, não pare de respirar! Nunca segure o fôlego.

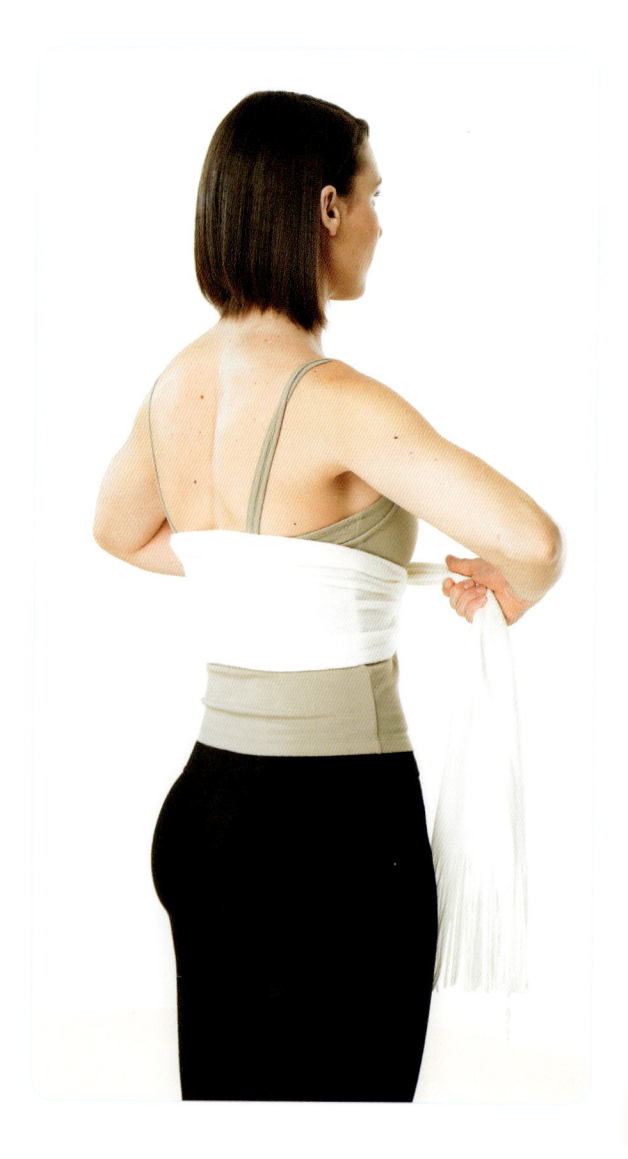

fundamentos

A posição de relaxamento

A Posição de Relaxamento é ao mesmo tempo um exercício e um início e fim para muitos exercícios na postura deitada. Por isso, talvez seja uma das posições mais importantes que você deve aprender.

A Posição de Relaxamento pode ser usada para aliviar a tensão e melhorar a percepção corporal de um bom alinhamento postural, respiração e estabilidade. Como posição inicial, recorra a ela para avaliar seu alinhamento, respiração e estabilidade.

Posição inicial

Deite-se de costas no tapete com os joelhos flexionados, os pés na largura dos quadris e paralelos. Se você direcionar os calcanhares para o centro de cada nádega, obterá essa largura.

AÇÃO

Se precisar, coloque uma pequena toalha dobrada ou uma almofada firme e baixa sob a cabeça. A ideia é estirar o pescoço, mas manter a curva cervical natural. A cabeça deve ficar na horizontal. Às vezes, a almofada não é necessária ou são necessárias duas.

Se permanecer na Posição de Relaxamento, pouse as mãos na parte inferior do abdome fazendo com que os ombros se abram e alarguem. Se for usá-la como posição inicial, deixe os braços penderem para os lados, com as palmas viradas para baixo.

Observações

– Não "se desligue" nessa posição. Permaneça consciente de seu corpo.
– Sinta quais partes de seu corpo estão em contato com o tapete.
– Sinta as três áreas de peso corporal: cabeça, sacro (atrás da pelve) e caixa torácica. Faça com que o chão as suporte.
– Deixe sua coluna vertebral se relaxar e alongar.
– Sinta o triângulo na sola de cada pé (ver item 3, p. 19).
– Descontraia o pescoço, a mandíbula e o olhar.
– Dilate as clavículas.
– Dê tempo a seu corpo para se adaptar a essa posição e mantenha a coluna vertebral relaxada.
– Procure perceber áreas de tensão e faça com que esta escorra lentamente para o solo.

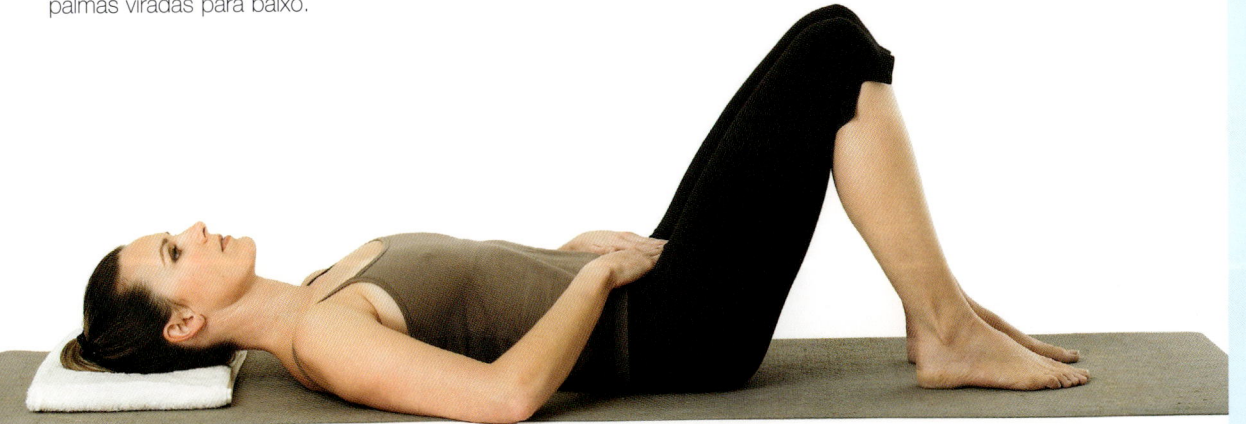

Como encontrar o ponto neutro da Posição de Relaxamento (a bússola)

Para as posições de descanso e muitos dos exercícios, você deverá encontrar ou manter suas posições pélvica e espinal neutras, naturais. O ângulo da sua pelve afetará o ângulo de sua coluna vertebral. Aprender a descobrir a posição neutra da pelve é o primeiro passo para descobrir a posição neutra da coluna vertebral.

Posição inicial

Posição de Relaxamento. Imagine que tem uma bússola sobre a parte inferior do abdome. O umbigo é o norte, o púbis é o sul, com o leste e o oeste de ambos os lados. Veremos duas posições erradas para descobrir a certa.

AÇÃO

1. Incline a pelve para o norte, ou seja, na direção do umbigo (veja foto abaixo). A pelve se contrairá embaixo, o peito se achatará e a curva da parte inferior das costas desaparecerá quando o cóccix se erguer do tapete. Contraia também os músculos dos quadris e abdominais.

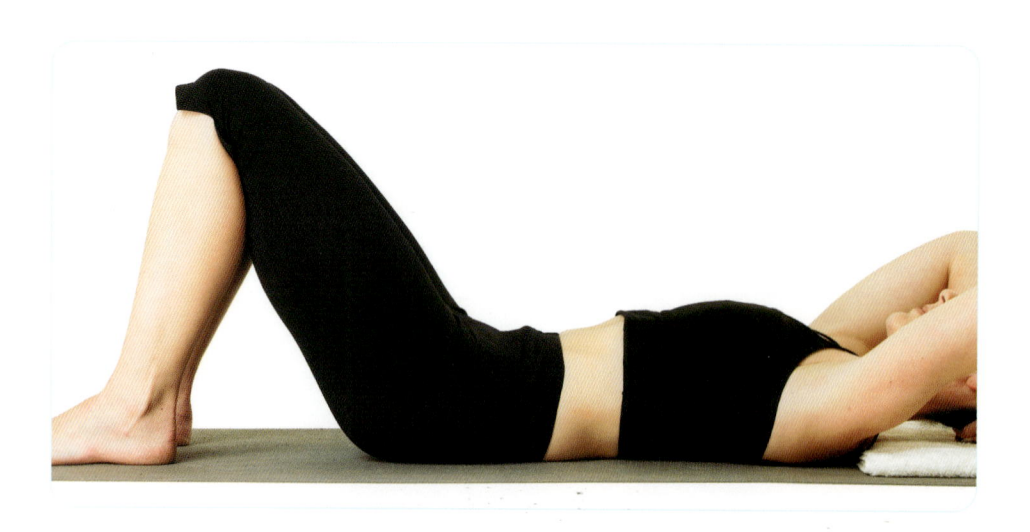

2. Em seguida, cuidadosa e suavemente, mova a pelve na outra direção, de modo a incliná-la para o sul (evite esse movimento caso esteja com dor nas costas). A parte inferior das costas se arqueará, as costelas se dilatarão e o estômago se projetará (ver foto à direita). Lentamente, volte à Posição Inicial.

3. Sua posição pélvica neutra estará a meio caminho desses dois extremos. Volte à imagem da bússola e pense no ponteiro como um nível de bolha. Quando você estiver na posição neutra, o osso pubiano e os ossos da pelve indicarão norte, sul, leste e oeste. O sacro permanecerá em contato com o tapete. Procure sentir que o cóccix se alonga sobre o tapete. Tente também manter ambos os lados da cintura estirados e paralelos.

4. Agora, concentre-se na coluna vertebral. Pense na comprida forma em "S" que ela possui e alongue-a sem destruir as curvas naturais. Normalmente, subsistirá uma leve curva no pescoço e na coluna lombar. Você deverá conseguir enfiar o dorso da mão sob a cintura. Em seguida, faça com que o peso da cabeça, caixa torácica e parte traseira da pelve repousem no tapete.

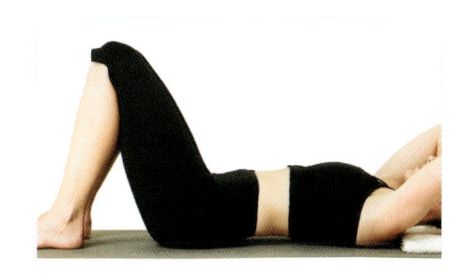

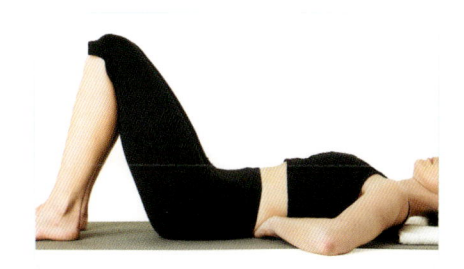

RESPIRAÇÃO NA POSIÇÃO DE RELAXAMENTO

Siga as instruções 1-4 acima.

5. Pouse as mãos sobre a caixa torácica. Respire fundo, expandindo a caixa torácica para trás e para os lados. Sinta seus dedos se separando à medida que as costelas se dilatam.

6. Expire, eliminando todo o ar dos pulmões, fazendo com que a caixa torácica se contraia naturalmente.

7. Sinta o ar voltando espontaneamente aos pulmões, direcionando-o conforme foi feito no passo anterior.

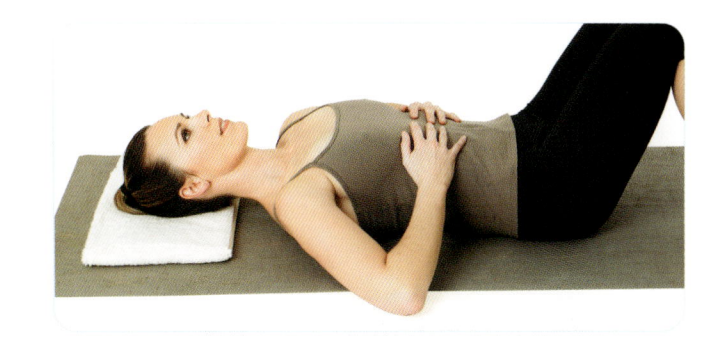

Observações

- Sinta seus ombros se estirando.
- Não respire demais.
- Se sentir vertigem, pare.

Pilates de centralização e força interna

Agora que você aprendeu a reconhecer o bom alinhamento postural e se familiarizou com a respiração torácica lateral, passemos à centralização, também chamada muitas vezes de "estabilidade interna".

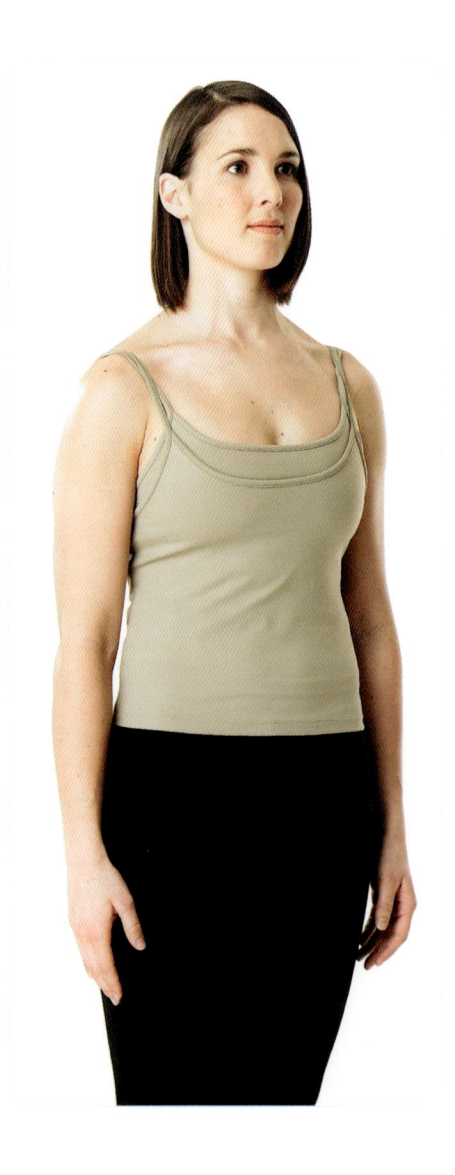

A "centralização", no Pilates, talvez seja mais bem definida como a capacidade de controlar os movimentos de dentro para fora. Por que isso? Bem, se você fizer um exercício como Tesouras (p. 67) sem controle interno, sua pelve se moverá quando suas pernas baixarem, e poderá lesá-las se arquear suas costas. No mesmo exercício, sem uma boa estabilidade escapular e cervical, você corre o risco de machucar o pescoço e os ombros.

A ideia é utilizar os abdominais profundos, que nos envolvem como um espartilho, juntamente com o músculo profundo das costas (multífido) e os músculos do assoalho pélvico a fim de criar uma sólida base protetora que estabilize a coluna vertebral, dê apoio às costas e ajude a evitar lesões. Criar um centro forte é muito importante para uma prática eficaz dos exercícios de Pilates. Nosso objetivo são movimentos naturais realizados com pouco esforço e sem cansaço.

Imagine seu "interior" descendo por seu centro (como um miolo de maçã) ao longo dos três pesos corporais: cabeça, caixa torácica e pelve.

Para conseguir estabilidade interna, você aprenderá o seguinte:
– Como manter a coluna lombar estável com a "contração variável".
– Como movimentar os membros livre e independentemente da pelve (estabilidade pélvica).
– Como executar movimentos corporais superiores da maneira certa, incluindo estabilidade escapular.
– Como obter o alinhamento da cabeça e do pescoço, incluindo estabilidade cervical.

A contração variável

Joseph Pilates instruía os alunos a manter o abdome contraído o máximo possível durante os exercícios. Com o passar dos anos, diferentes escolas de Pilates desenvolveram novas abordagens para essa prática. Entretanto, numa aula coletiva ou num livro como este, é preciso haver "uma abordagem que sirva para todos".

O Pilates de Controle Corporal introduziu o exercício de "contração e reentrância" para ajudar alunos novos a descobrir e sentir seus músculos internos. Essa técnica implica em mobilização suave do assoalho pélvico (a "contração") para acionar os músculos internos profundos (a "reentrância"). A "contração" ajuda também a tonificar os músculos do assoalho pélvico, imprescindíveis para evitar a incontinência, os prolapsos e os problemas de próstata, melhorando, ao mesmo tempo, é claro, a vida sexual.

O padrão normal para a maioria dos exercícios é assumir a Posição Inicial. Ao expirar, antes de começar, contraia-se para controlar o movimento até o fim do treino.

Achar os músculos de "contração" do assoalho pélvico não é fácil. Você poderá testar vários métodos até descobrir qual deles funciona melhor no seu caso. Eis algumas dicas excelentes:

– Sugar o polegar ao contrair o assoalho pélvico.
– Juntar os ossos das nádegas.
– Imaginar que está segurando o fluxo de urina.
– Para os homens, imaginar que estão urinando num muro (sem mover as costas: isso é trapaça) ou tendo uma ereção.

Entretanto, minha dica favorita sempre foi a chamada "contração de vento", que uso com a maioria de meus alunos. Devo agradecer ao trabalho inspirador da fisioterapeuta Ruth Jones pela criação dessa técnica.

A contração de vento

Posição inicial
Sente-se ereto numa cadeira firme. Certifique-se de que seu peso está distribuído igualmente pelos ossos das nádegas e de que sua coluna vertebral conserva as curvas naturais.

AÇÃO
1. Respire fundo.

Observações

- Não contraia demais (veja abaixo).
- Tente manter os músculos das nádegas relaxados.
- Mantenha relaxados o pescoço e a mandíbula.
- Continue respirando. Tente perceber a caixa torácica se movendo, pois isso é sinal de que você não exagerou.
- Se perder a contração, relaxe e recomece de trás para a frente e para dentro.
- Mantenha a pelve e a coluna vertebral na posição neutra.

2. Expire e imagine que está prestes a expirar. Suavemente, contraia o ânus como se evitasse a saída do ar e transmita a sensação ao osso pubiano. Puxe os músculos para dentro. Você deverá sentir a parte inferior dos abdominais formando automaticamente uma reentrância.

3. Mantenha a contração e respire normalmente cinco vezes antes de relaxar.

Se achar a contração do vento muito difícil, use a contração normal descrita no Elevador Pélvico (página ao lado) e vá aos poucos retraindo os abdominais inferiores. Ou então esqueça o assoalho pélvico e simplesmente puxe os abdominais na direção da coluna vertebral. O importante é o controle do corpo ao realizar os movimentos, para evitar lesões. Isso se tornará automático com a prática.

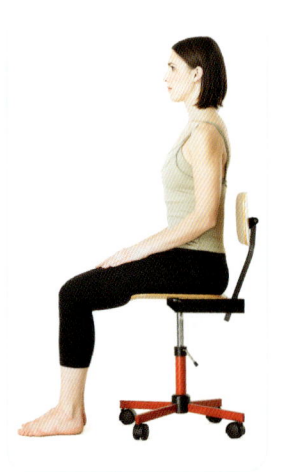

Contração até que ponto?

Um dos aspectos mais importantes no trabalho de estabilidade é solicitar dos músculos a quantidade certa de esforço. Os músculos podem trabalhar fazendo um esforço de 0 a 100%. Tente ficar de pé e contrair as nádegas ao máximo (100%). Em seguida, relaxe-as em 50%. Diminua para 25% – é quanto deve trabalhar seus músculos profundos. Acontece que eles precisam funcionar o dia inteiro – e, se você exigir muito deles, irão se cansar. Precisam ganhar resistência. O segredo é variar o grau de "contração" que emprega para controlar o movimento. Para o trabalho básico de estabilidade, você só precisa de um pouco de contração. Sem dúvida, quando estiver praticando um exercício avançado, precisará fazer mais esforço para permanecer estável.

Uma boa imagem a ter em mente é a de um regulador de iluminação. Ajustar a força da contração e dos abdominais é como girar o ponteiro para cima ou para baixo. A ideia é usar apenas o necessário para controlar o movimento, isto é, fazer economia de esforço. O melhor exemplo de como isso funciona é o exercício de Dobrar os Joelhos. Para o de Dobrar Apenas um Joelho, mais simples (p. 35), você só precisa de uma contração leve. Já no de Dobrar os Dois Joelhos (p. 36), precisará girar o ponteiro um pouco mais para cima! O que acontece quando você faz isso é que os abdominais trabalham todos juntos para manter sua pelve e sua coluna vertebral estáveis enquanto as pernas se movem.

Contração do elevador pélvico (posição sentada)

Se a contração do vento não for adequada para você, tente uma abordagem de elevação mais convencional.

OBJETIVO
Esse exercício foi criado para isolar e acionar os músculos estabilizadores profundos.

Posição inicial
Sente-se ereto numa cadeira de espaldar reto, certificando-se de que todo o seu peso repousa em ambos os ossos das nádegas. Imagine que seu assoalho pélvico é um elevador subindo os vários andares do edifício.

AÇÃO
1. Respire fundo, para trás e para os lados. Alongue a coluna vertebral para cima.

2. Ao expirar, retraia os músculos do assoalho pélvico como se fosse conter o fluxo de urina. Puxe o "elevador" para o primeiro andar do edifício. É só disso que você precisa para contrair os músculos.

3. Inspire e libere o "elevador" para voltar ao térreo.

Convém saber como é erguer ainda mais o assoalho pélvico:
4. Expire e puxe o elevador para o segundo andar do edifício.
5. Inspire e relaxe.
6. Expire e puxe o elevador para o terceiro andar. Note que, ao fazer isso, todos os músculos abdominais são solicitados. Inspire (repare como é difícil). Expire e relaxe.

Observações

- Ao atingir o terceiro andar, você deve ter sentido que seus abdominais inferiores profundos foram solicitados.
- Não deixe que os músculos das nádegas interfiram.
- Mantenha a mandíbula relaxada.
- Não erga os ombros até o último andar – deixe-os onde estão e relaxados.
- Deixe os quadris relaxados.
- Deixe a pelve e a coluna vertebral imóveis.

Bom alinhamento e estabilidade de quatro

Este é um truque para se manter reto sem a ajuda do chão. É a posição inicial para o Tampo de Mesa (p. 73), Preparação Frontal com Tração da Perna (p. 76) e Preparação Frontal com Tração da Perna e Elevação (p. 77). Para encontrar o alinhamento perfeito, estude a foto abaixo, principalmente os pontos em que o bastão toca a cabeça, a caixa torácica e a pelve (e, também, o ponto em que a coluna vertebral se afasta ligeiramente do bastão).

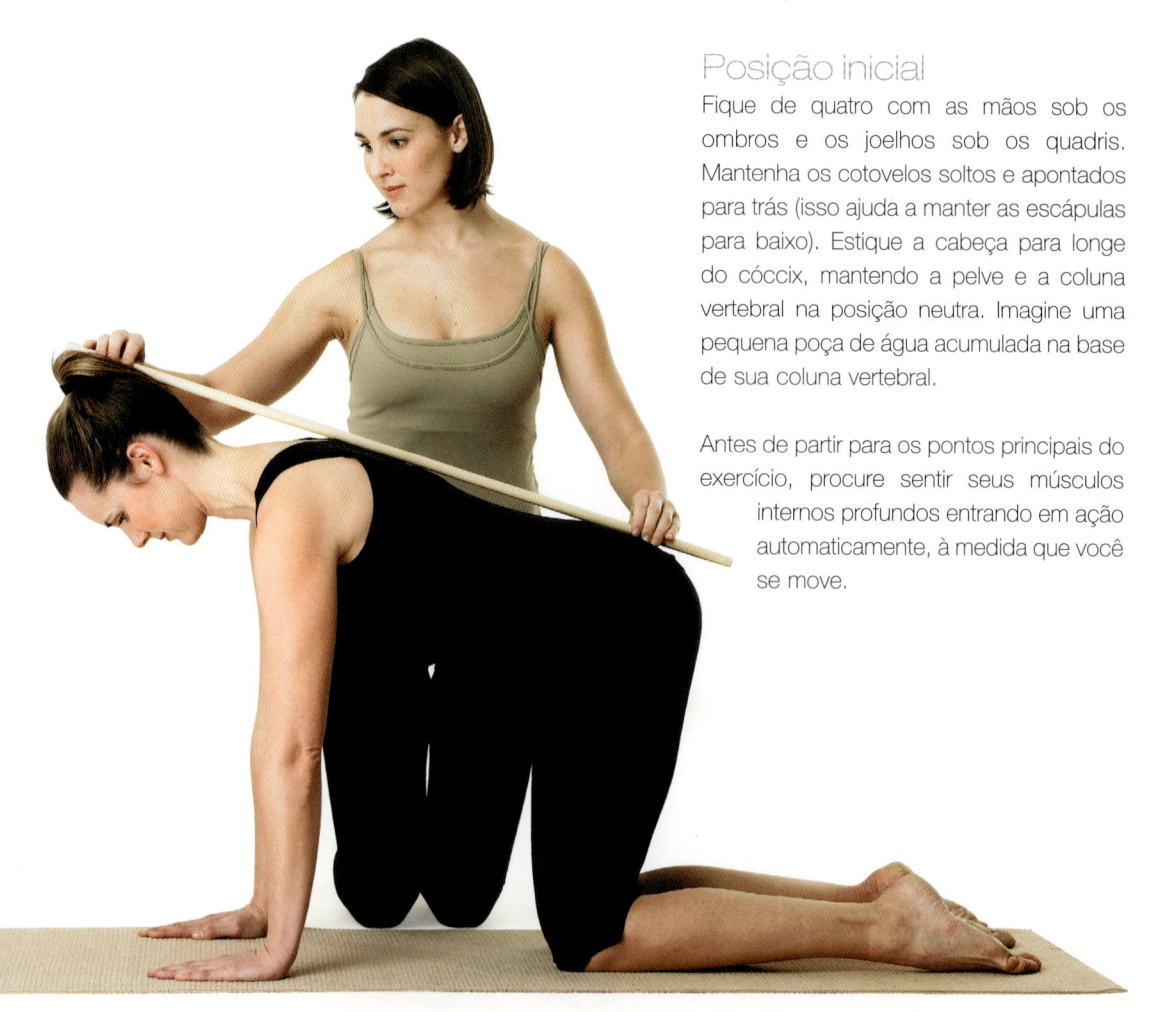

Posição inicial

Fique de quatro com as mãos sob os ombros e os joelhos sob os quadris. Mantenha os cotovelos soltos e apontados para trás (isso ajuda a manter as escápulas para baixo). Estique a cabeça para longe do cóccix, mantendo a pelve e a coluna vertebral na posição neutra. Imagine uma pequena poça de água acumulada na base de sua coluna vertebral.

Antes de partir para os pontos principais do exercício, procure sentir seus músculos internos profundos entrando em ação automaticamente, à medida que você se move.

Nessa posição de apoio sobre quatro pontos, procure sentir seu tronco. Não se contraia, mas tire do chão uma das mãos. Ao fazer isso, consegue sentir seus músculos abdominais entrando em ação automaticamente? Você deve senti-los se enrijecer naturalmente em volta do tronco. São eles que você irá fortalecer.

AÇÃO

1. Respire fundo e prepare-se.

2. Expire e enrijeça o corpo ligeiramente, assim permanecendo. Contraia a pelve (apontando o ponteiro da bússola para o "norte" – ver p. 24) e adiante o osso pubiano. A "poça" imaginária escorrerá por seu cóccix.

3. Inspire.

4. Expire e desvie a pelve para o "sul" (tome cuidado caso esteja com alguma lesão nas costas). O cóccix se projetará, e a "poça" escorrerá para sua cintura.

5. Inspire.

6. Expire e volte à posição neutra. Os ossos pélvicos e do púbis estarão em nível com o solo. A "poça" permanecerá parada na parte inferior das costas.

7. Respire lateralmente, com o corpo ainda um pouco rijo. Mantenha a posição neutra por cinco respirações e relaxe.

Repita duas vezes.

Observações

- Não force o direcionamento para o "norte" e para o "sul".
- Procure não dilatar demais as costelas para baixo nem encolhê-las em excesso. Elas devem permanecer naturalmente integradas ao tronco.
- Evite arredondar a parte superior das costas, mas evite também juntar as escápulas.
- Mantenha o comprimento e a curva natural do pescoço. Olhe descontraidamente para o chão.
- Não trave os cotovelos.
- Coloque o peso sobre as duas mãos inteiras, não apenas sobre a parte carnuda das palmas.
- Concentre-se nas clavículas.
- Mantenha o comprimento da coluna vertebral.
- Distribua o peso igualmente pelas mãos e joelhos durante todo o exercício.

Bom alinhamento e estabilidade na posição de bruços

Posição inicial

Deite-se de bruços no tapete, bem reto. Pouse a cabeça nos braços dobrados. Descontraia os ombros. Caso sinta algum desconforto nas costas, coloque uma almofada baixa ou toalha dobrada sob a barriga. As pernas devem ficar na largura dos ombros, bem relaxadas.

AÇÃO

1. Respire fundo e prepare-se.

2. Expire, enrijeça o corpo a partir do assoalho pélvico e sinta os abdominais inferiores se contraindo e se afastando do chão.

3. Inspire sem descontrair, respirando lateralmente cinco vezes.

Repita cinco vezes e relaxe.

Observações

— Imagine que há, logo acima do osso pubiano, um ovo frágil que não pode ser quebrado.
— Não contraia as nádegas.
— Não deve haver nenhum movimento na pelve nem na coluna vertebral.
— Não contraia o pescoço nem a mandíbula.

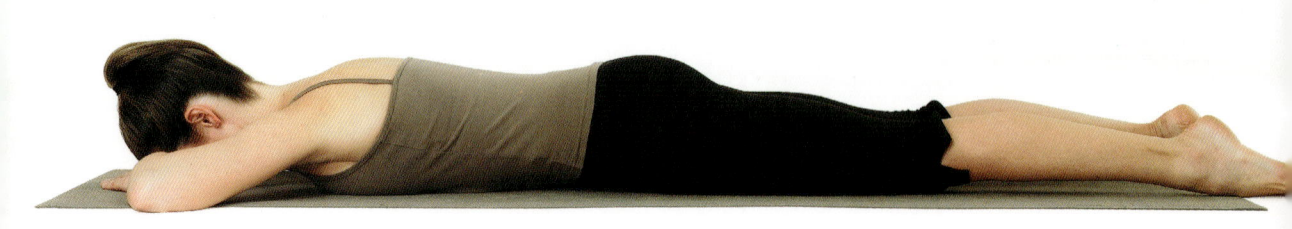

Estabilização na posição de relaxamento

OBJETIVO
Sentir a diferença entre contração leve e contração forte.

Posição inicial
Deite-se na posição de relaxamento.

Cheque os seguintes pontos
- Sua pelve está na posição neutra? Seu sacro, encostado ao tapete? Se não estiverem, faça outra vez o exercício da bússola (pp. 24-5).
- Sinta se os três principais pontos de apoio do corpo (cabeça, caixa torácica e pelve) estão encostados ao tapete.
- Suas coxas estão tensas ou trêmulas? Talvez precise ajustar a colocação dos pés, trazendo para mais perto das nádegas ou afastando.
- Conscientize-se do triângulo na sola dos pés: base do dedo grande, base do dedo pequeno e centro dos calcanhares.
- Sinta os ossos ilíacos. Pouse os dedos cerca de três centímetros para dentro e para baixo desses ossos e relaxe os abdominais inferiores.

AÇÃO
1. Respire fundo, prepare-se e estique a coluna vertebral.

2. Expire, enrijeça de leve o corpo e atente para o que acontece com seus abdominais inferiores. Você deverá senti-los em ação, contraindo-se suavemente sob seus dedos. Para uma contração leve, é necessário que eles continuem um pouco flexíveis. Não force a coluna vertebral. Mantenha o cóccix encostado ao chão e estire-se.

3. Inspire e relaxe.

4. Expire e contraia-se com mais força (como se girasse o botão do regulador para cima). Não trave nenhuma parte do corpo. Você sentirá que elas se endurecem e se tornam mais salientes.

5. Inspire e relaxe.

Repita várias vezes até sentir a diferença.

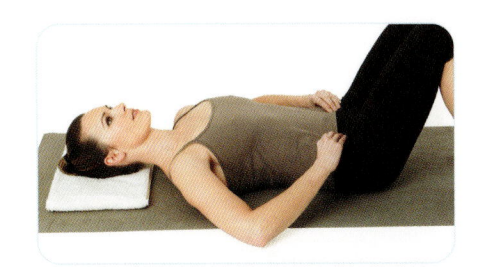

Estabilidade pélvica – deslizamento de pernas, inclinações, cruzamentos

OBJETIVO

Felizmente, você já aprendeu bem como posicionar seu corpo em alinhamento perfeito, respirar lateralmente e contrair-se. Agora, colocará a contração à prova para ver se consegue controlar seus movimentos a partir de dentro. Nos exercícios seguintes, aprenderá a mover os membros enquanto mantém a pelve e a coluna vertebral na posição neutra.

Começaremos com movimentos simples e passaremos a combinações mais complexas. Abaixo, damos quatro movimentos para você praticar, todos exigindo a posição neutra da pelve. Procure imaginar que há nessa região do corpo um par de faróis de automóvel iluminando o teto. O feixe de luz deve ser fixo, não móvel como o de uma lanterna! Você poderá variar os exercícios a cada sessão, mas a posição inicial deve ser sempre a mesma.

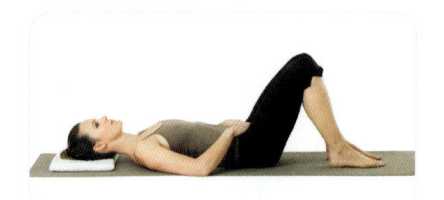

Posição inicial

Deite-se na posição de relaxamento. Certifique-se de que sua pelve esteja na posição neutra, o cóccix encostado ao tapete e o corpo estirado. Pode pousar as mãos nos ossos ilíacos para impedir algum movimento indesejado ou deixá-las no chão, ao lado do corpo.

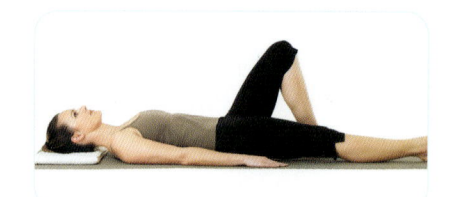

AÇÃO PARA DESLIZAMENTO DA PERNA

1. Respire fundo e prepare-se.

2. Expire, contraia o corpo de leve e deslize uma perna pelo chão, na linha do quadril. Mantenha a pelve estável e na posição neutra.

3. Encha a parte inferior da caixa torácica de ar ao recuar a perna para a posição flexionada, procurando manter os ossos da pelve imóveis.

Observações

– Imagine a cintura alongada e nivelada de ambos os lados, ao fazer o movimento.
– Mantenha o pescoço e a mandíbula relaxados o tempo todo.
– Evite enrijecer ou travar qualquer parte do corpo!
– Contraia um pouco a pelve, para deixá-la imóvel.
– Procure recolher a perna usando a parte de trás e não a da frente da coxa.
– Mantenha o pé pousado no chão e alinhado ao quadril.

AÇÃO PARA ABERTURA DE JOELHOS

1. Respire fundo e prepare-se.

2. Expire, contraia-se de leve e, devagar, afaste um joelho para o lado. Vá até onde consiga manter a pelve imóvel. Ela tenderá a virar-se – não o permita. A abertura dependerá da flexibilidade dos músculos internos da coxa e da mobilidade dos quadris.

3. Inspire, ainda contraído, enquanto o joelho volta para o centro.

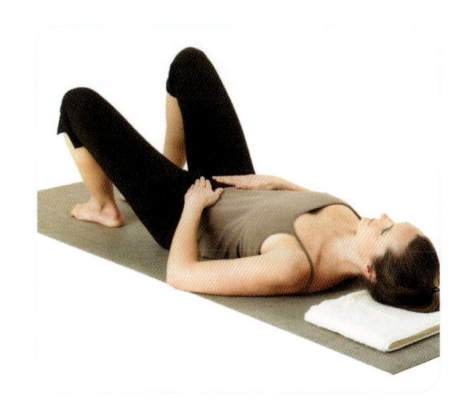

Repita cinco vezes com cada perna.

Observações

– Uma leve contração será suficiente para manter a pelve no centro.
– Mantenha alinhada a perna em descanso, sem deixar que ela se incline para o lado.
– Coloque o peso total de sua cabeça, caixa torácica e sacro (parte traseira da pelve) sobre o tapete.

AÇÃO DE DOBRAR UM JOELHO SÓ

1. Respire fundo e prepare-se.

2. Expire, contraia-se de leve e dobre o joelho esquerdo. Sinta o fêmur em contato com o quadril.

3. Inspire e segure o fôlego.

4. Expire devagar enquanto pousa novamente o pé no chão.

Repita cinco vezes com cada perna.

Observações

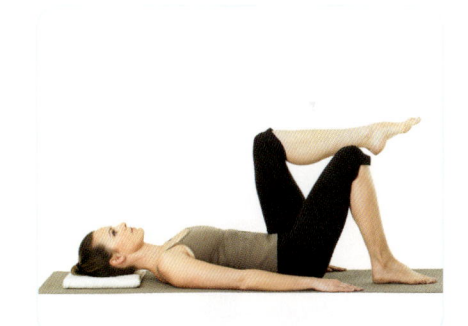

– Mantenha os abdominais inferiores encolhidos, sem permitir que se projetem.
– Não tente se estabilizar com a outra perna.
– Dobre o joelho até onde puder, sem mover a pelve ou sair da posição neutra.
– Se achar o movimento difícil, procure aproximar mais as pernas do corpo.
– Mantenha a cintura alongada igualmente dos dois lados.

AÇÃO DE DOBRAR OS DOIS JOELHOS – NÍVEL 1

Coloquei aqui a ação de dobrar os dois joelhos porque esse é um exercício de estabilidade pélvica. Embora se trate de um exercício fundamental, é impróprio para principiantes e só deve ser praticado depois que você tenha se familiarizado com os outros exercícios básicos desta seção. De fato, talvez descubra que precisa praticar alguns exercícios do programa principal, como Ostra (p. 78), Tampo de Mesa (p. 73) e Estrela (p.106), antes de tentar a versão final a seguir. Enquanto isso, sugiro dois níveis de dificuldade.

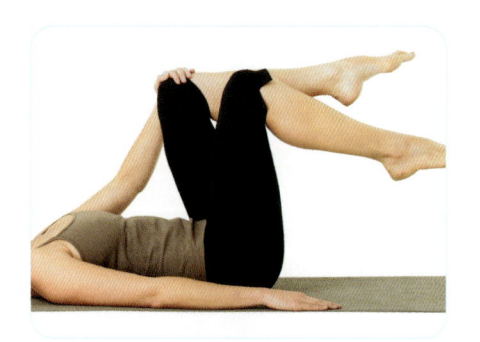

1. Respire fundo e prepare-se.

2. Expire, contraia-se de leve, dobre um joelho permanecendo na posição neutra e mantenha os abdominais inferiores recolhidos.

3. Inspire e segure o joelho dobrado com uma ou com as duas mãos.

4. Expire, contraia-se um pouco mais e dobre o outro joelho. Junte os pés de modo que os dedos se toquem levemente, mas os joelhos permaneçam na largura dos quadris.

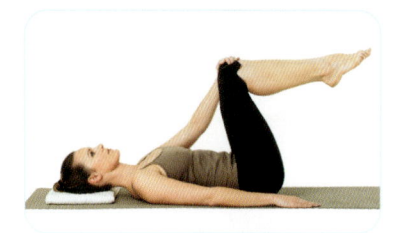

5. Agora, a parte difícil. Solte o joelho, com a pelve na posição neutra e mantendo firme a parte inferior das costas.

6. Expire, contraindo-se o suficiente para manter as costas firmes e, devagar, pouse um dos pés no chão. Não deixe que os abdominais se projetem nem que a pelve saia da posição neutra.

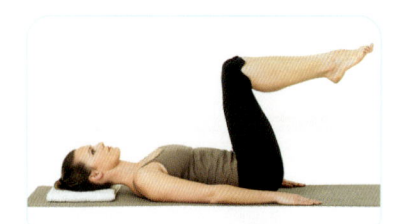

7. Inspire e expire, descontraia-se um pouco e baixe o outro pé lentamente.

Repita seis vezes, alternando as pernas. Quando perceber que consegue executar essa versão com facilidade, poderá levantar e baixar as pernas uma por vez, mas durante uma única expiração.

Observações

– Você vai notar que seu corpo tentará trapacear usando tudo, menos os abdominais inferiores. Para se estabilizar – conscientize-se disso e mantenha o pescoço e os ombros relaxados.

– Mantenha a pelve na posição neutra.
– Mantenha os abdominais retraídos.

AÇÃO DE DOBRAR OS DOIS JOELHOS – NÍVEL 2
Depois de se familiarizar com o nível 1, tente este.

1. Respire fundo e prepare-se.

2. Expire, contraia-se de leve e dobre um joelho. Os abdominais inferiores permanecem retraídos. A pelve fica na posição neutra.

3. Respire fundo.

4. Expire e contraia-se um pouco mais, para dobrar o outro joelho. Junte os pés de modo que os dedos se toquem levemente, mas os joelhos permaneçam na largura dos quadris.

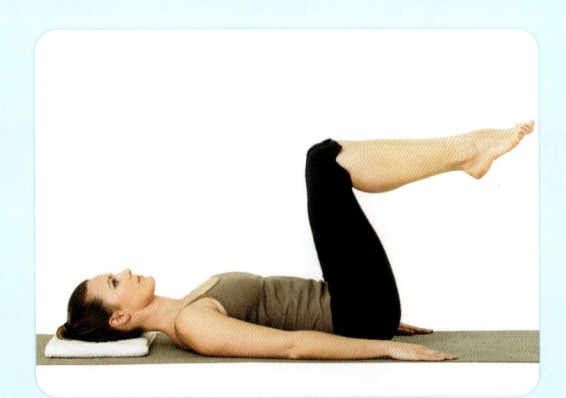

5. Respire fundo.

6. Expire e permaneça contraído o necessário para manter as costas firmes. Baixe a primeira perna que levantou.

7. Inspire, expire e baixe a outra perna.

Repita seis vezes, alternando as pernas.

Quando perceber que consegue executar essa versão com facilidade, poderá levantar e baixar as pernas uma por vez, mas durante uma única expiração.

AÇÃO DE AFASTAR A PERNA
Para executar com estabilidade o movimento de afastar a perna da articulação do quadril, veja o exercício da Ostra (p. 78).

Observações

As mesmas relativas à ação de dobrar um joelho só e à ação de dobrar os dois joelhos, nível 1. E também estas:
– Mantenha o sacro encostado firmemente ao tapete, com o cóccix para baixo.
– Alongue a parte posterior do pescoço.
– Os abdominais inferiores devem permanecer retraídos o tempo todo.
– Evite tensão nos músculos das costas.

pilates para perder peso

Exercícios básicos para a parte superior do corpo

Agora aprenderemos as habilidades para uma perfeita movimentação da parte superior do corpo.

Os exercícios seguintes ajudarão você a:
Aliviar a tensão no pescoço e nos ombros.
Manter um bom alinhamento da cabeça, pescoço e ombros.
Mover os braços livremente num ótimo ritmo escápulo-umeral.
Alongar os músculos que estabilizam as escápulas.
Estabilizar a coluna vertebral cervical na posição inclinada.

Braços Flutuantes

OBJETIVO

Todos nós tendemos a usar demais a parte superior dos ombros, o que pode gerar tensão indesejada. Desejamos aqui os movimentos leves e fluidos ao erguer os braços. Pense nesse tipo de movimento ao levantá-los.

1. Só seus braços se movem para cima e para baixo.

2. Você sentirá então a escápula começar a se mover – ela se encurva para baixo e em volta da parte traseira da caixa torácica.

3. Por fim, a clavícula se levanta.

Posição inicial

Fique de pé. Pouse a mão esquerda no ombro direito – sinta sua clavícula. Você tentará manter a clavícula imóvel durante a primeira parte do exercício, checando com a mão se a parte superior do ombro permanece "quieta" pelo maior tempo possível. Essa parte costuma trabalhar em excesso; portanto, imagine-a imóvel e frouxa.

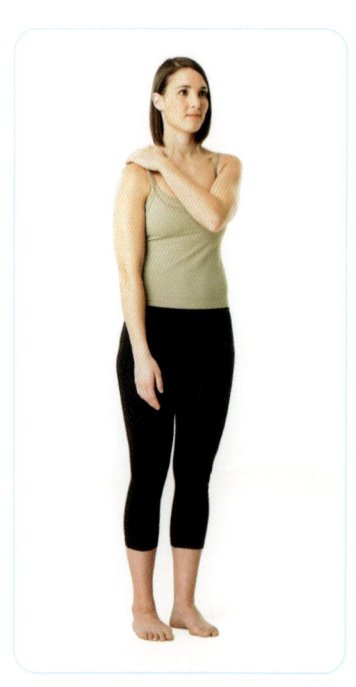

AÇÃO

1. Inspire para se preparar e estique a coluna vertebral, relaxando o pescoço.

2. Expire e contraia-se um pouco ao erguer o braço, mantendo-o dentro de sua visão periférica. Quando o braço chegar ao nível do ombro, gire-o de modo que a palma fique voltada para o teto. Tente conservar a parte superior do ombro sob sua mão o mais imóvel possível. Evoque o tipo de movimento mostrado na página oposta.

3. Inspire e conserve o braço erguido.

4. Expire ao baixar o braço, mantendo-o sob controle.

Repita três vezes com cada braço.

Observações

– Preste muita atenção ao braço que está sendo trabalhado para evitar dano à articulação do ombro.
– Não force as escápulas para baixo ou para os lados; elas farão isso naturalmente quando o braço se erguer, mas procure mantê-las entre as orelhas e ombros. Não deixe o ombro se levantar.
– Descontraia o peito e as costas.
– Não deixe que o corpo se incline para o lado. Conserve-o ereto.
– Sinta a mão comandando o braço e o braço seguindo a mão ao erguer-se.

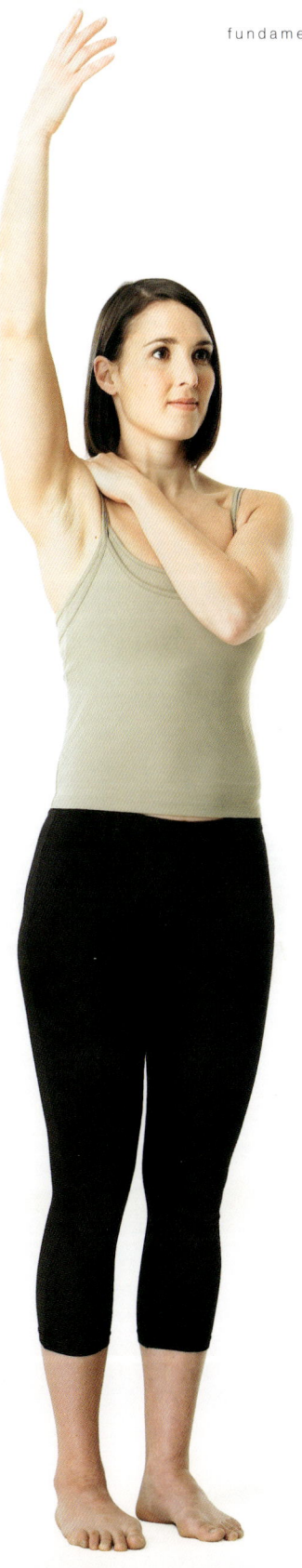

A preparação do dardo

Neste exercício, usaremos a etapa inicial do Dardo (você encontrará a versão completa e a variação na p. 102) para ajudá-lo a sentir o que chamamos de abertura do tórax e, também, para facilitar a localização dos músculos que estabilizam as escápulas.

Posição inicial

Deite-se de bruços em linha reta. Coloque um travesseiro baixo ou uma toalha sob a testa, para que possa respirar. Mantenha os braços estendidos junto ao corpo, com as palmas para cima. As pernas devem ficar juntas, porém com os calcanhares separados. Descontraia a parte superior. Os ombros devem estar ligeiramente projetados para a frente. Note que sua cabeça provavelmente também está um pouco projetada para a frente, apesar de pousada no travesseiro. A primeira ação, a seguir, exige que tanto a cabeça quanto o pescoço fiquem alinhados com a coluna vertebral. A parte superior das costas pode se curvar um pouco para trás quando você projetar os ombros para baixo. Atente bem para as clavículas e parte superior das costas.

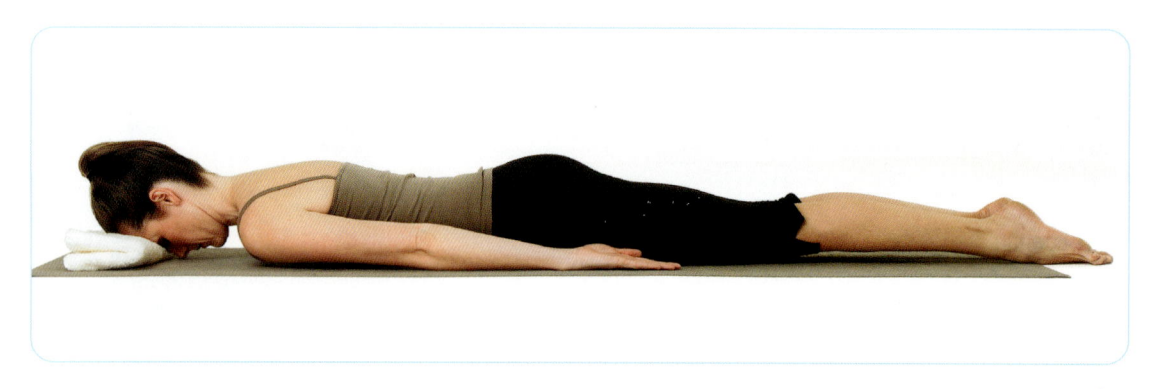

AÇÃO

1. Respire fundo, preenchendo toda a caixa torácica. Imagine que há uma bolinha de gude no tapete, perto de seu nariz.

2. Expire, contraia-se ligeiramente. Estire o corpo, imaginando que a bolinha rola devagar pelo tapete até a cabeça ficar alinhada à coluna vertebral. Ao mesmo tempo, afaste lentamente as clavículas.

3. Inspire.

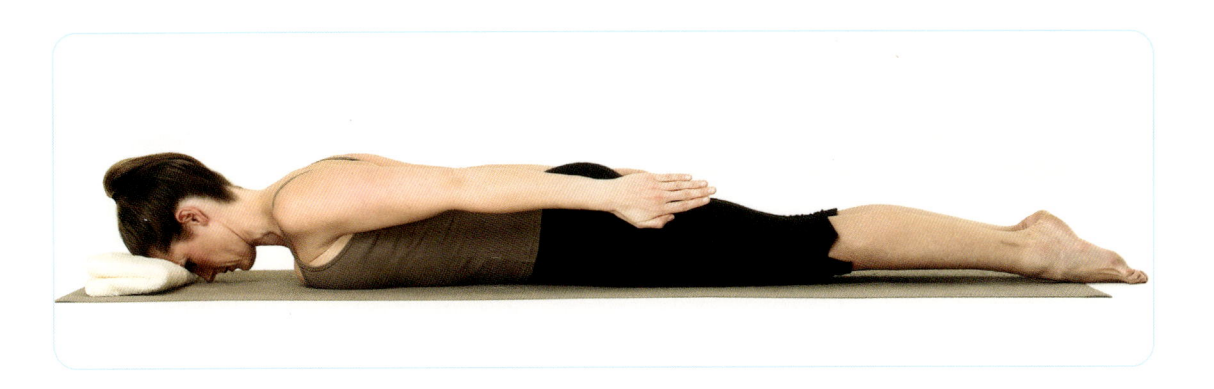

4. Expire e continue a estirar-se enquanto gira os braços na direção do corpo, de modo que os dedos apontem para os pés. Suas escápulas descerão um pouco por causa desse movimento. Estique as costas e, caso queira, erga-se do chão.

5. Inspire e mantenha a posição.

6. Inspire e sinta toda a extensão de seu corpo, da ponta dos dedos dos pés ao alto da cabeça.

7. Expire e estire-se enquanto relaxa.

Repita até oito vezes e volte à posição de descanso (p. 107).

Observações

- Mantenha os músculos inferiores do abdome recolhidos e distenda o cóccix. Se sentir um "beliscão" na parte inferior das costas, coloque uma pequena toalha dobrada sob a barriga, pois isso ajudará a estirar aquela região.
- Não junte as escápulas.
- Não force as escápulas para baixo: elas descerão naturalmente pelas costas. Esse é um movimento quase imperceptível, que o ajudará a conservar a cavidade das axilas.

Oclusão da caixa torácica

Este exercício é para o correto posicionamento da caixa torácica.

Posição inicial

Deite-se na Posição de Relaxamento. Deixe que a cabeça, a caixa torácica e o sacro fiquem em contato com o tapete. Erga os braços diretamente acima dos ombros, com as palmas das mãos voltadas na direção dos pés. Antes de começar o exercício, estique os braços para o alto até que as escápulas se destaquem do tapete. Em seguida, afaste-as e volte à posição anterior. Tome consciência da distância entre as escápulas durante todo o exercício.

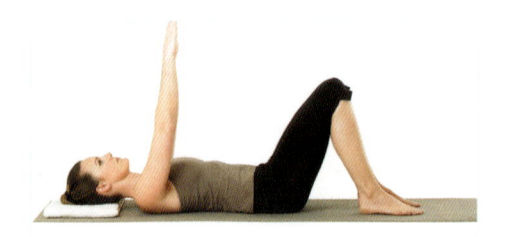

Este exercício pode ser feito também com as palmas voltadas uma para a outra, caso isso seja mais confortável.

AÇÃO

1. Respire, enchendo de ar os lados e a parte posterior da caixa torácica. Sinta que ela se expande embaixo de você, sobre o tapete.

2. Expire, contraia-se um pouco e erga os dois braços acima da cabeça, na direção do chão. Não deixe que as costelas se dilatem, elas precisam permanecer em contato com a cintura. Não force os braços além do confortável.

3. Inspire, traga os braços de volta à altura dos ombros e sinta a parte traseira da caixa torácica pesar sobre o tapete.

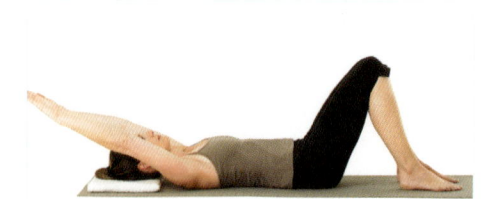

Repita até oito vezes.

Observações

- Use a expiração para manter as costelas integradas à cintura.
- Conserve a coluna vertebral e a pelve na posição neutra.
- Os braços se estiram sem que os cotovelos fiquem travados.
- Mova os braços a partir das articulações dos ombros. Se você for muito flexível, conseguirá tocar o chão com os dois braços juntos. Não curve os cotovelos nem os pulsos. Fazer isso sem que as costelas se dilatem é um desafio.
- O pescoço deve ficar descontraído.
- Mantenha a distância entre as orelhas e os ombros.

fundamentos

A estrela-do-mar

OBJETIVO

Combinar tudo o que você aprendeu até agora! Aqui, os movimentos são executados livremente a partir de um centro forte. Quando mover o braço para trás, lembre-se do que aprendeu com o exercício de Braços Flutuantes (p. 38) e Oclusão da Caixa Torácica (p. 42). Quando a perna deslizar, lembre-se do que aprendeu com o exercício de Deslizamento das Pernas (p. 34).

Posição inicial

Deite-se na Posição de Relaxamento, com os braços ao lado do corpo e as palmas voltadas para dentro ou pousadas no chão.

AÇÃO

1. Respire fundo, preenchendo a parte inferior da caixa torácica, e prepare-se.

2. Expire, contraia-se um pouco e levante um braço como se fosse tocar o chão atrás de sua cabeça. Porém deverá movimentá-lo até onde for possível, pois talvez não consiga tocar o chão sem desconforto. Ao mesmo tempo, deslize a perna oposta ao longo do tapete, mantendo a pelve estável.

3. Inspire e estire-se a partir de seu centro.

4. Expire e volte o braço à posição inicial.

Repita cinco vezes, alternando braços e pernas.

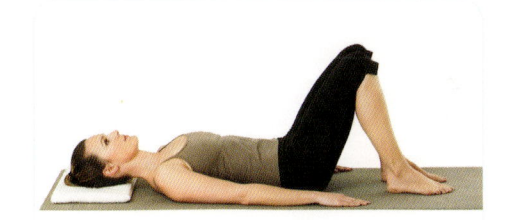

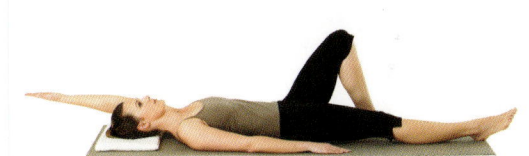

Observações

- Use os músculos internos para controlar o movimento.
- As costelas permanecem integradas à cintura enquanto os braços se movimentam.
- Mantenha as clavículas afastadas.
- Conserve a distância entre as orelhas e os ombros.

- A pelve permanece imóvel, na posição neutra, enquanto a perna desliza para a frente e para trás.
- Deslize a perna de modo alinhado ao quadril. Procure usar a parte posterior da coxa, e não a anterior, quando encolher a perna.

Giro de pescoço e inclinação cervical

Um aspecto importante da reeducação da relação cabeça-pescoço está na força relativa dos extensores do pescoço (que inclinam a cabeça para trás) e dos flexores (que inclinam a cabeça para a frente). Quando você está sentado a uma mesa ou ao volante, a cabeça tende a pender para a frente e para trás, criando um desequilíbrio muscular. Relaxar a mandíbula, estirar a parte posterior do pescoço, encolher levemente o queixo e inclinar a cabeça para a frente corrige esse desequilíbrio.

OBJETIVO

Este exercício alivia a tensão no pescoço, liberando a coluna vertebral cervical. Ele também põe em ação os estabilizadores profundos do pescoço, cujos extensores alonga. O movimento deve ser suave – incline a cabeça sem forçar.

Posição inicial

Fique na Posição de Relaxamento. Ponha uma toalha dobrada sob a cabeça, caso precise.

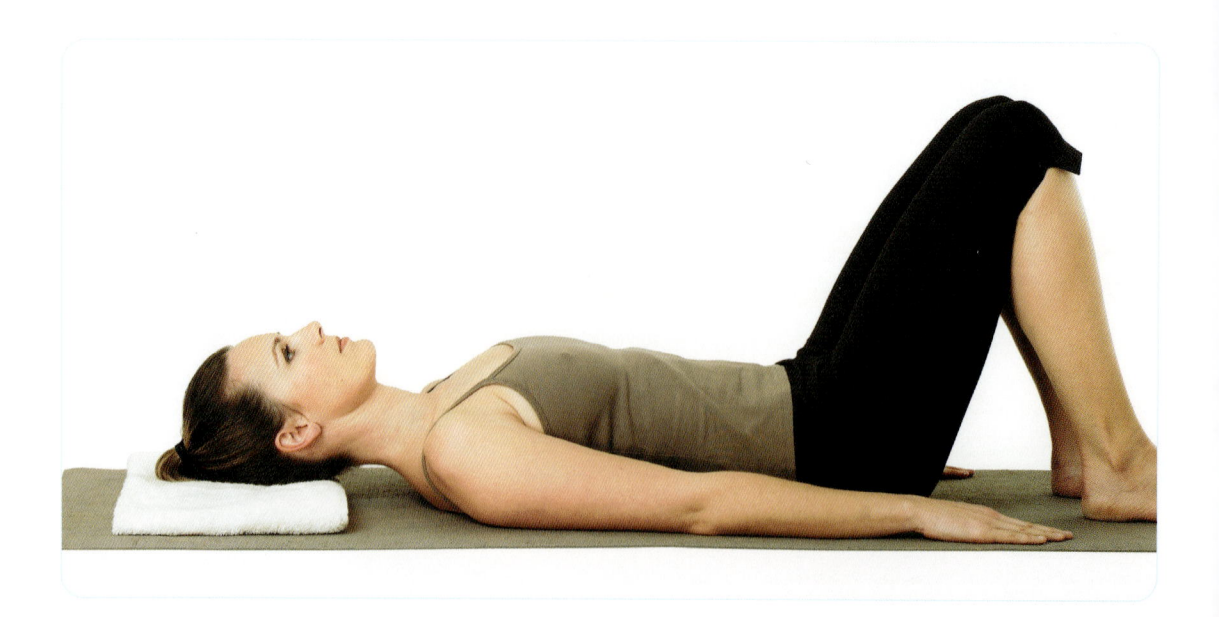

AÇÃO

1. Descontraia a mandíbula e o pescoço, fazendo com que a língua se alargue na base. Mantenha o pescoço esticado e relaxe o esterno. Faça com que as escápulas se afastem uma da outra e permaneçam em contato com o chão.

2. Gire devagar a cabeça para um lado.

3. Lentamente, traga a cabeça de volta ao centro e gire-a para o outro lado.

4. Coloque-a no centro e incline-a para a frente, alongando a parte posterior do pescoço enquanto desliza a cabeça pelo tapete. Ela não se levanta. Trata-se apenas de uma leve inclinação.

5. Recoloque a cabeça no centro.

Repita oito vezes o giro e a inclinação.

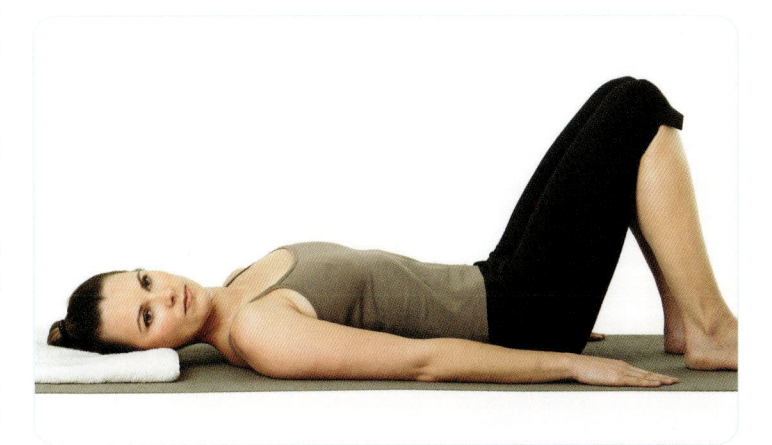

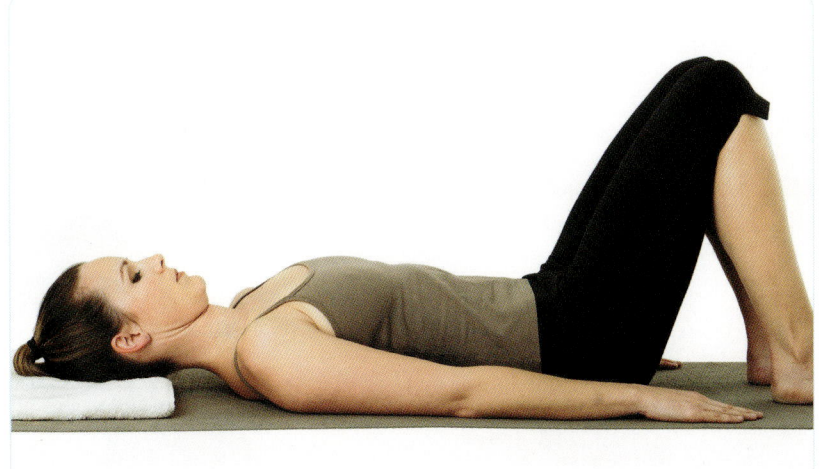

Observações

– Não force o pescoço nem a cabeça – deixe que ela gire naturalmente.
– Não erga a cabeça do chão.

Flexões básicas

Precisamos realmente fazer este exercício da maneira certa. Você notará que há mais "análises" do que "ações": elas mostram quantas coisas podem dar errado. A triste verdade é: se fizer o exercício negligentemente, estará perdendo tempo. Porém ele é insuperável se executado devagar e de maneira controlada.

Posição inicial

Fique na Posição de Relaxamento. Suavemente, descontraia o pescoço e, sem se esforçar, gire a cabeça de um lado para o outro. Cruze as mãos na nuca, para dar apoio, sem pressionar o pescoço em momento algum. Mantenha os cotovelos afastados, diante das orelhas. Sinta todo o peso da cabeça repousando nas mãos.

AÇÃO

1. Respire fundo, dilatando a caixa torácica.

2. Expire, contraia-se um pouco e incline a cabeça para a frente (como na p. 45), relaxando o esterno e flexionando o tronco. Sinta as costelas baixando em direção aos quadris. Não levante a parte inferior do abdome. Conserve o nível da pelve e estire o cóccix sem tirá-lo do chão.

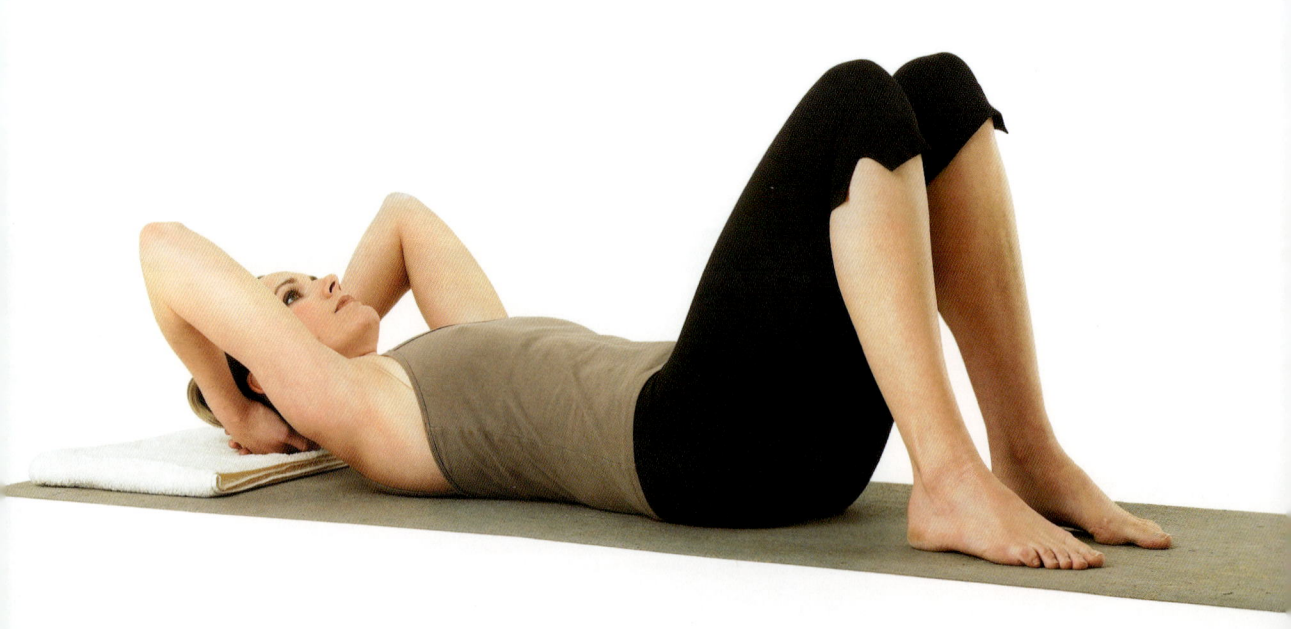

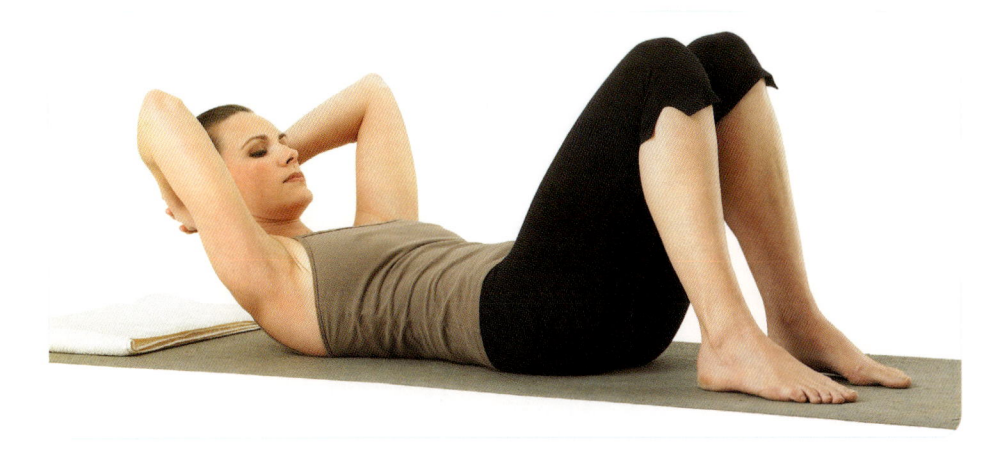

3. Inspire e volte à posição anterior, controlando bem o movimento.

Repita dez vezes. No ponto final, faça uma respiração extra, forçando o ar para a parte posterior da caixa torácica a fim de manter a flexão.

Observações

- Conserve a posição neutra, sem inclinar a pelve para o norte ou para o sul (ver p. 24). A frente do corpo mantém seu comprimento, com o cóccix baixo.
- A flexão começa por seus olhos; a cabeça os segue.
- Não aproxime os cotovelos ao fazer a flexão – mantenha-os afastados, porém dentro de sua visão periférica.
- Coloque todo o peso da cabeça nas mãos. Se senti-la mais leve é porque pressionou o pescoço. Seus abdominais e não seu pescoço é que estão fazendo o trabalho, forçando as costelas para baixo.
- Mantenha clavículas e escápulas afastadas.
- Mantenha os ombros baixos e longe das orelhas.
- Não tente ir muito longe na flexão – com isso poderá tirar a pelve de sua posição.

O Fator X

Estamos sempre em busca de novas dicas para ajudá-lo a se movimentar melhor. Uma das minhas favoritas é a que decidi chamar de "Fator X": a conexão de uma costela com a costela oposta. Isso forma um grande "X" diante de seu torso – imaginário, pois, com exceção do exercício de flexão oblíqua, você na verdade não move as costelas na direção dos quadris. A imaginação, entretanto, é uma ferramenta poderosa para a mente. Ela de fato nos ajuda a permanecer alongados e acrescenta outra dimensão ao nosso interior, nos ajudando a manter o tronco imóvel enquanto os membros se movimentam.

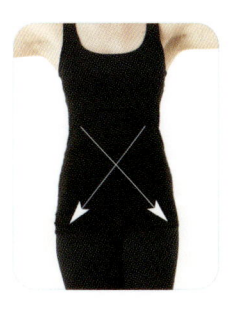

Os exercícios para perder peso

Depois de você se familiarizar com os exercícios básicos, estará pronto para aqueles direcionados à perda de peso. Não quer dizer que deva executar o programa todo do começo ao fim: apenas escolha e combine os exercícios, criando as próprias aulas. A fim de melhor planejá-las, vá ao capítulo sobre Séries (p. 108).

Para ajudá-lo a trabalhar no nível adequado à sua condição física, classifiquei os exercícios em "todos os níveis", "intermediários" e "avançados". Evitei o termo "para principiantes", que só se referiria aos exercícios fundamentais. Mas saiba que essa classificação não é definitiva. Cada pessoa é de um jeito. Eu sempre achei as Tesouras (p. 67), por exemplo, um exercício muito fácil; a Inclinação para Trás com Lenço (p. 71), no entanto, é difícil para mim por causa de uma antiga lesão nas costas. Alguns exercícios têm múltiplas versões, cada qual com um nível de dificuldade. Descubra qual delas é mais fácil para você, pois assim adquirirá confiança para tentar uma que seja mais difícil.

os exercícios para perder peso

Oclusão da caixa torácica com deslizamento de perna (todos os níveis)

Um exercício agradável que o ajudará a rever algumas habilidades fundamentais enquanto trabalha seus músculos internos e de coordenação. Desse modo, partirá de uma base sólida para seu programa para perder peso.

OBJETIVO
Coordenar a estabilidade escapular e pélvica.

Posição inicial
Deite-se na Posição de Relaxamento. Erga os braços acima dos ombros, com as palmas voltadas na direção dos pés. Estique-os, mas sem travar os cotovelos. Separe bem os ombros.

AÇÃO
1. Respire fundo, preenchendo toda a caixa torácica.

2. Expire, contraia-se um pouco e erga os braços acima da cabeça, deslizando ao mesmo tempo uma perna pelo chão em linha com o quadril. Só erga os braços até onde for cômodo, mantendo a caixa torácica integrada à cintura. A pelve fica imóvel e na posição neutra.

3. Inspire. Ao expirar, erga aos braços acima dos ombros e recoloque a perna na Posição Inicial.

Repita cinco vezes com cada perna.

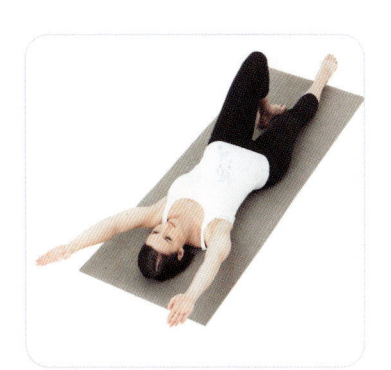

Observações
– Até onde seus braços conseguirão chegar para trás dependerá da flexibilidade e alcance de movimento da articulação de seu ombro.
– A ideia é impedir que a caixa torácica se dilate. Procure mantê-la integrada à cintura.
– Os braços devem ficar alongados, mas sem que os cotovelos se travem.
– Ao recuar a perna, tente usar a parte posterior da coxa, não a anterior.
– Mantenha constante o peso de sua cabeça, caixa torácica e pelve.

Voo com um braço e abertura de joelhos
(todos os níveis)

Esta combinação funciona muito bem, porque, tão logo você distancia os membros da linha do corpo, seus músculos oblíquos entram em ação para mantê-lo estável.

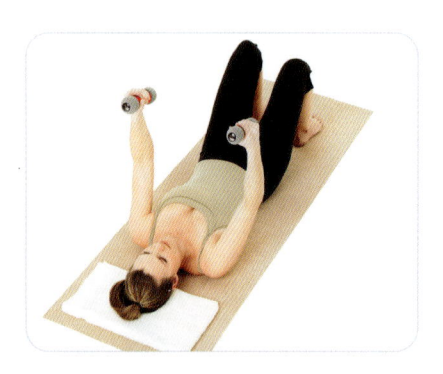

OBJETIVO
Tonificar os braços, peito, ombros e abdominais.

EQUIPAMENTO Halteres de até 2,5 kg cada um. Pratique primeiro apenas com as barras e depois acrescente os pesos para aumentar o potencial tonificante.

Posição inicial
Deite-se na Posição de Relaxamento. Erga os braços acima dos ombros, com as palmas para dentro, e imagine que está abraçando uma grande árvore. Desse modo, os braços ficam naturalmente curvados, com os cotovelos apontando para fora.

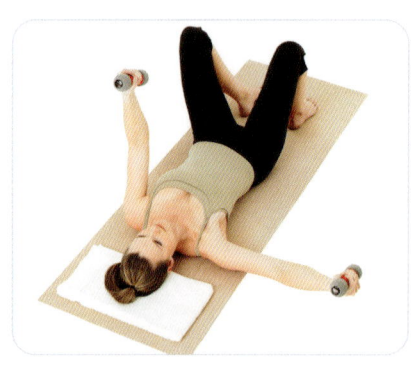

AÇÃO
1. Respire fundo, preenchendo toda a caixa torácica.

2. Expire, contraia-se um pouco, afaste lentamente um joelho para o lado e, ao mesmo tempo, abaixe o braço oposto colocando-o em linha com o ombro numa ação de "voar". A pelve se mantém no centro e estável.

3. Inspire, devolvendo o joelho e o braço à Posição Inicial.

Repita dez vezes de cada lado.

Observações
– Mantenha a curva natural do braço, que deverá se mover como uma peça só a partir da articulação do ombro. Procure não dobrar o cotovelo. Abaixe o braço diretamente para o lado, em linha com os ombros.

– Deixe o pescoço relaxado.
– Lembre-se do Fator X (p. 47): costela e quadril oposto.
– Preste atenção às clavículas e costas.

os exercícios para perder peso

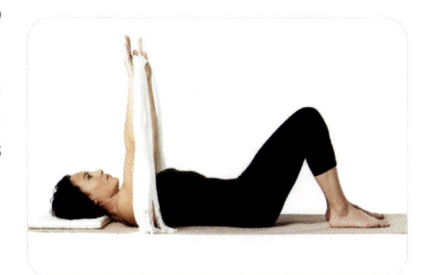

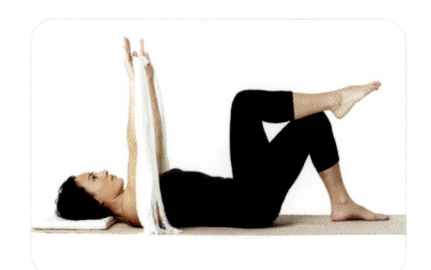

Curvatura de joelhos com lenço (todos os níveis e nível intermediário)

PARTE 1 (TODOS OS NÍVEIS)
Acrescentando outro elemento a este exercício básico, você aumentará seu grau de dificuldade.

OBJETIVO
Trabalhar a parte posterior dos braços, ombros e abdominais profundos.

EQUIPAMENTO Um lenço ou faixa elástica.

Posição inicial
Deite-se na Posição de Relaxamento. Erga os braços para manter o lenço acima dos ombros, com as palmas voltadas na direção dos pés, os dedos estirados e os cotovelos soltos. Devagar, estique o lenço, sentindo a conexão com os músculos que estabilizam os ombros. Você deverá sentir também os músculos da parte posterior dos braços trabalhando.

AÇÃO
1. Respire fundo, preenchendo toda a caixa torácica.

2. Expire, contraia-se e dobre um joelho, mantendo a pelve imóvel e estável. Continue puxando o lenço, com o pescoço descontraído e sem exercer pressão no esterno. O trabalho deve ser feito pelos músculos localizados na parte de trás dos braços e abaixo das escápulas.

3. Inspire e mantenha a posição.

4. Expire, retorne o pé ao chão e afrouxe a pressão sobre o lenço.

Repita cinco vezes com cada perna.

PARTE 2 (NÍVEL INTERMEDIÁRIO)
Faça a Ação de Dobrar os Dois Joelhos. Para tanto, você precisará se descontrair ao dobrar o segundo joelho. Isso fará com que a pelve permaneça estável. Lembre-se do Fator X (p. 47), que o ajudará a estabilizar o tronco.

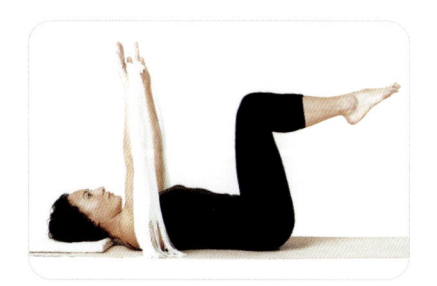

Flexão da coluna vertebral com lenço (todos os níveis e nível intermediário)

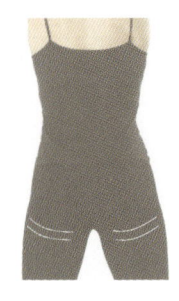

PARTE 1 (TODOS OS NÍVEIS)

OBJETIVO

Embora o objetivo primário da Flexão da Coluna Vertebral seja preservar a saúde e a mobilidade da coluna vertebral, esse exercício popular também é uma das melhores maneiras de fortalecer as nádegas. Nesta versão, você enrola um lenço nas coxas, o que estimula os glúteos a trabalhar ainda mais! O que visamos é a parte carnuda e macia logo abaixo das tuberosidades isquiáticas (ossos sobre os quais nos sentamos). Os "culotes" das coxas também trabalharão quando você forçar as pernas para fora.

EQUIPAMENTO Um lenço ou faixa elástica.

Posição inicial

Deite-se na Posição de Relaxamento. Se parecer mais cômodo, coloque uma toalha dobrada sob a cabeça. Os pés devem ficar paralelos, em linha com os quadris e a cerca de 30 cm das nádegas. Talvez você prefira aproximá-los um pouco mais, o que poderá fazer sem problemas. Agora enrole firmemente o lenço em volta das coxas. Ele não deve se soltar, mas procure manter as pernas abertas na distância dos quadris. Estenda os braços ao lado do corpo, com as palmas para baixo.

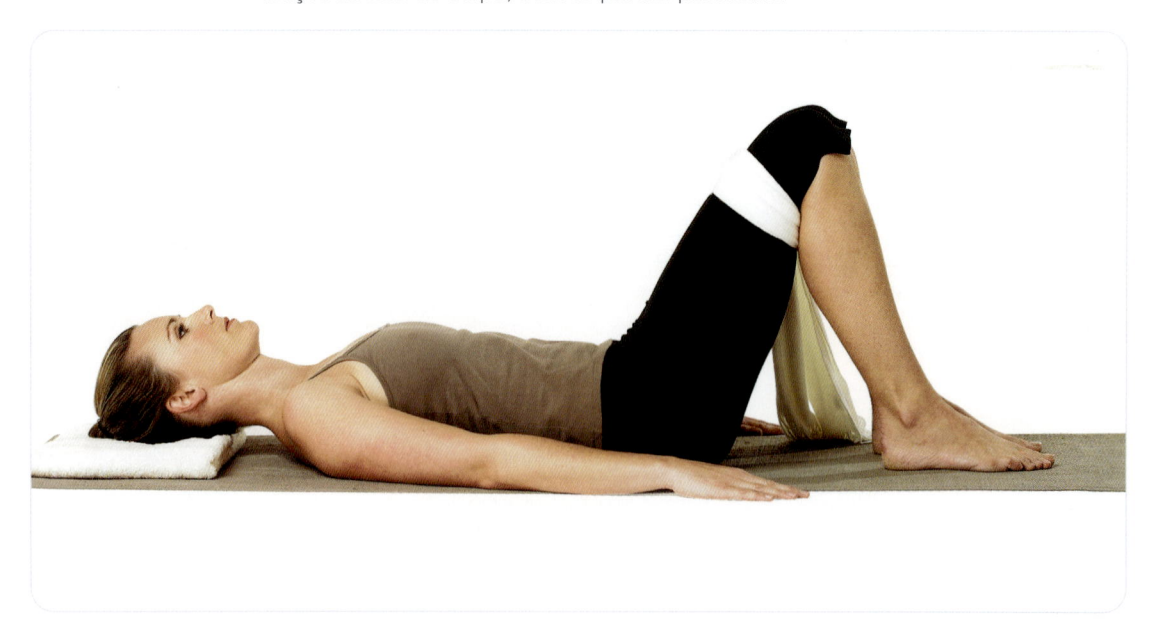

AÇÃO

1. Respire fundo, preenchendo toda a caixa torácica.

2. Expire, contraia-se, empurre devagar o lenço para fora erguendo o cóccix do chão alguns centímetros.

3. Inspire e volte lentamente à posição neutra da pelve, alongando a coluna vertebral.

4. Expire, ainda contraído, e levante mais um pouco o cóccix do chão – como se realmente tentasse dilatar a base da coluna vertebral.

5. Inspire e expire ao descer a coluna vertebral osso por osso.

Repita cinco vezes, erguendo mais a coluna vertebral do chão a cada vez, porém mantendo as escápulas em contato com o tapete. Erga a coluna vertebral ao expirar, inspire quando estiver no alto e expire ao baixar a coluna vertebral, vértebra por vértebra até o chão. Mantenha certa pressão para fora no lenço.

PARTE 2

(NÍVEL INTERMEDIÁRIO)

Quando se familiarizar com esse exercício, poderá também erguer os braços acima da cabeça, na largura dos ombros. Isso reduzirá sua base de apoio, obrigando você a trabalhar mais!

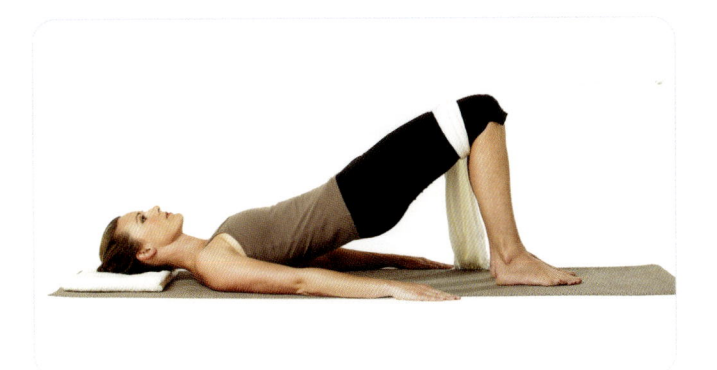

Observações

– Estique os joelhos quando fizer a flexão.
– Não arqueie as costas. Tenha em mente a imagem de um cão que acaba de levar uma bronca, com o rabo (seu cóccix) entre as pernas!
– Distribua o peso por ambos os pés e não deixe que eles se virem para dentro ou para fora.
– Mantenha o torso estirado também, da parte de trás da caixa torácica até o alto da cabeça.

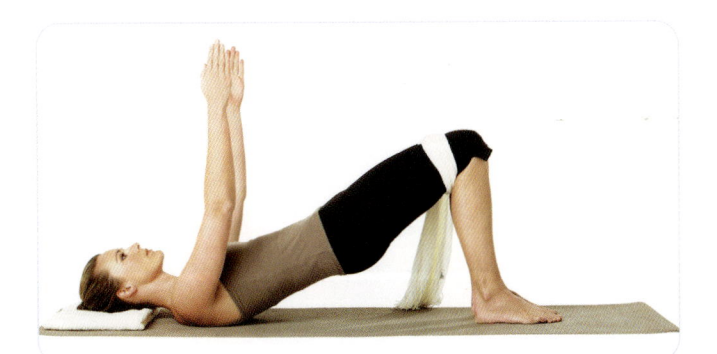

Flexão com mergulho dos dedos

(todos os níveis, nível intermediário e nível avançado)

Neste exercício, você aprenderá a dobrar os joelhos com o torso flexionado e em seguida a mergulhar os dedos na água! Ele usa tanto a imaginação quanto os músculos abdominais.

PARTE 1 (TODOS OS NÍVEIS)

OBJETIVO
Trabalhar fortemente os abdominais.

Posição inicial
Deite-se na Posição de Relaxamento. Cruze de leve as mãos atrás da cabeça. Alongue a nuca erguendo ligeiramente a cabeça. Esta deve repousar com todo o seu peso em suas mãos.

AÇÃO
1. Respire fundo, preenchendo toda a caixa torácica.

2. Expire, contraia-se e lentamente erga o tórax deslizando a caixa torácica na direção dos quadris. A pelve fica na posição neutra.

3. Inspire e dobre um joelho.

4. Expire e recoloque o pé no tapete.

Repita três vezes com cada perna antes de voltar à posição inicial.

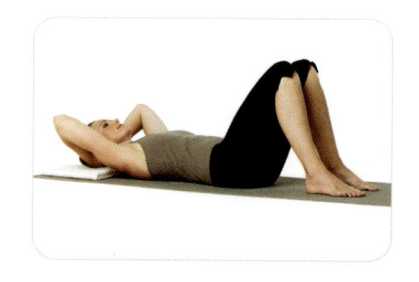

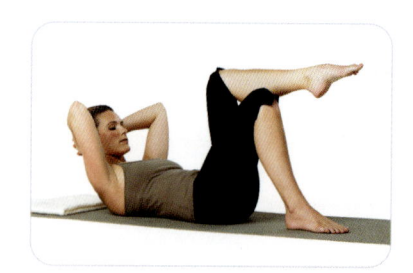

Observações
– Mantenha a pelve na posição neutra o tempo todo.
– Os abdominais inferiores ficam contraídos.
– Mantenha a flexão. Se direcionar o ar respirado para a parte de trás da caixa torácica, achará mais fácil mantê-la.
– Deixe que o peso todo de sua cabeça repouse nas mãos; a atenção deve se concentrar na parte inferior do abdome.

os exercícios para perder peso

PARTE 2 (NÍVEL INTERMEDIÁRIO)

Siga as instruções 1 a 3 antes de começar. Em seguida:

4. Expire, erga o tronco e dobre o outro joelho.

5. Inspire, direcionando o ar para a parte de trás da caixa torácica, e, se conseguir, flexione um pouco mais o tronco.

6. Expire, mantendo a flexão, e desça lentamente um dos pés ao tapete.

7. Inspire enquanto desce o outro pé.

Repita três vezes com cada perna antes de baixar as duas devagar, uma depois da outra e de modo controlado. Em seguida, volte à posição inicial.

PARTE 3 (NÍVEL INTERMEDIÁRIO A NÍVEL AVANÇADO)

Siga as instruções 1 a 5 antes de começar. Depois:

6. Respire fundo, contraia-se fortemente e, devagar, baixe um pé como se fosse mergulhar os dedos na água (os abdominais devem permanecer contraídos). Trata-se de um "mergulho rápido".

7. Inspire e recue a perna para a posição de joelho dobrado.

8. Repita o "mergulho" com a outra perna.

Dê quatro "mergulhos" com cada perna antes de baixar lentamente o tronco. Reposicione os pés um por vez, de maneira controlada.

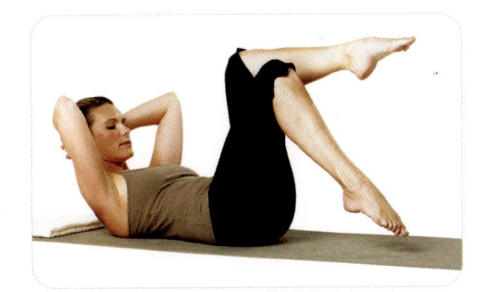

Observações

- Movimente-se de modo controlado, porém mergulhe os dedos rapidamente.
- Quando estiver com o tronco flexionado, fixe o olhar no abdome para ver se ele não se afrouxou.
- Mantenha os joelhos num ângulo de 90 graus quando baixar as pernas.
- Firme-se no centro, procure sentir bem a parte posterior do sacro. As costas não devem ficar arqueadas.

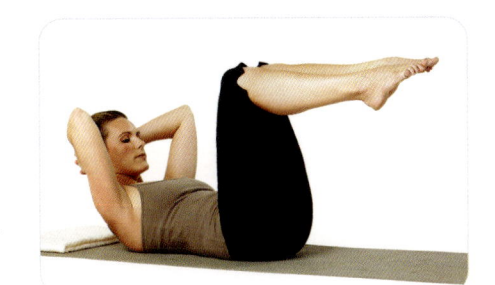

Flexão oblíqua com deslizamento de perna
(todos os níveis)

Este é um de meus exercícios favoritos. Gosto da sensação de flexionar o tronco enquanto deslizo e estico a perna. É um erro comum, na prática da Flexão Oblíqua, apontar o quadril na direção do ombro em vez de usar os oblíquos para puxar o ombro na direção do quadril. Nesta versão, o quadril permanece baixo enquanto a perna desliza. Problema resolvido.

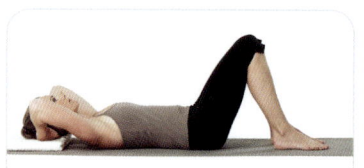

Observações

- Sinta a abertura na frente do quadril ao deslizar a perna.
- Ao recolher a perna, concentre-se nos músculos posteriores da coxa (tendões).
- Mantenha as clavículas afastadas.
- Não se incline de lado durante a flexão. Para evitar isso, mantenha os dois lados da cintura na mesma altura.

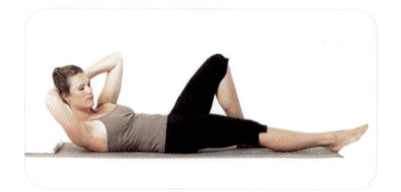

OBJETIVO
Trabalhar os oblíquos que definem a linha da cintura, fortalecendo também os abdominais profundos.

Posição inicial
Deite-se na Posição de Relaxamento. Cruze as mãos atrás da cabeça, com os cotovelos dentro de sua visão periférica. Alongue a nuca, erguendo um pouco a cabeça. Deixe que o peso todo da cabeça repouse nas mãos.

AÇÃO
1. Respire fundo, preenchendo toda a caixa torácica.

2. Expire, contraia-se um pouco e flexione o ombro esquerdo na direção do quadril direito, deslizando ao mesmo tempo a perna direita pelo tapete. Sinta as costelas se movendo diagonalmente da coluna vertebral ao quadril.

3. Inspire forçando o ar para a parte posterior da caixa torácica.

4. Expire e, lentamente, recolha a perna voltando à posição inicial.

5. Repita do outro lado.

Repita cinco vezes de cada lado, totalizando dez flexões.

Variação
Tente deslizar a perna do mesmo lado e não a do lado oposto.

Tonificante poderoso das nádegas (nível intermediário/avançado)

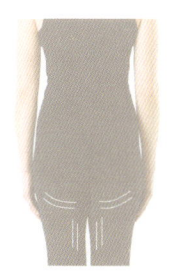

Se eu tivesse que escolher um tonificante poderoso das nádegas, escolheria este. Você realmente pode sentir seu bumbum se enrijecer a cada movimento. É um exercício que exige muito, por isso consulte um médico caso tenha alguma lesão.

OBJETIVO

Trabalhar os glúteos e a parte interna das coxas. Dar mais flexibilidade à coluna vertebral e à área sacrolombar.

Posição inicial

Para este exercício, é mais conveniente um tapete que não deslize. Deite-se diante de uma parede para dobrar seus joelhos em ângulo reto e pousar seus pés juntos na parede. Coloque uma almofada pequena entre os joelhos. Se seus ombros forem muito arredondados, talvez precise (mas só nesse caso) de um travesseiro baixo ou de uma toalha dobrada sob a cabeça. Os braços ficam estirados junto ao corpo.

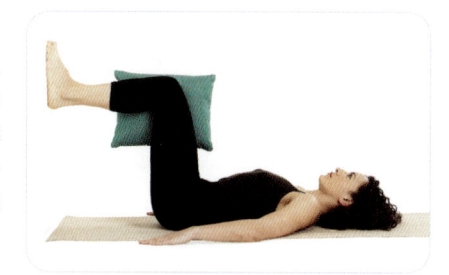

AÇÃO

1. Respire fundo e alongue a coluna vertebral.

2. Expire e contraia-se um pouco. Aperte a almofada, enrijecendo as nádegas. Lentamente, erga a coluna vertebral do chão, vértebra por vértebra, até a parte inferior das escápulas. Mantenha-se nessa posição.

3. Respirando normalmente, continue apertando a almofada e enrijecendo as nádegas enquanto levanta e abaixa a coluna vertebral sem fazer muito esforço. É um movimento curto. Continue apertando e enrijecendo. O ideal é realizar cinco movimentos, mas pare antes, caso sinta algum desconforto.

4. Ao expirar, reponha a coluna vertebral, vértebra por vértebra, no chão.

Repita três vezes.

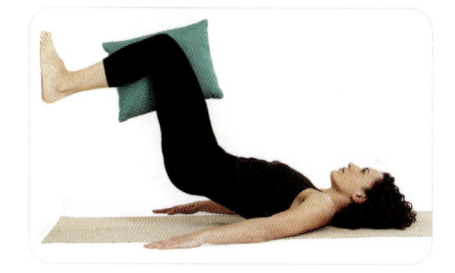

Observações

- Pare tão logo sinta algum desconforto.
- Mantenha a coluna vertebral encurvada.
- Alongue a parte de trás do pescoço.
- Respire e aperte a almofada o tempo todo!

O Cem
(todos os níveis, nível intermediário e nível avançado)

Em todas as aulas de Pilates, o Cem é o exercício mais tonificante do programa. Elaborado por Joseph para "ligar" todos os sistemas do corpo, ele trabalha os sistemas cardiovascular, respiratório e linfático. Aqui, o exercício foi dividido para que você possa dominá-lo aos poucos.

PARTE 1 (TODOS OS NÍVEIS)

Comecemos pela respiração. O objetivo é inspirar em cinco contagens e expirar também em cinco, mas algumas pessoas acham isso um tanto difícil. Se esse for o seu caso, procure inspirar contando três vezes e expirar contando de cinco a sete.

OBJETIVO
Aprender o padrão respiratório do Cem. Oxigenar o sangue.

Posição inicial
Deite-se na Posição de Relaxamento. Pouse as mãos sobre a parte inferior da caixa torácica.

AÇÃO
1. Inspire e direcione o ar para as costas e os lados do corpo contando até cinco.

2. Expire e contraia levemente a caixa torácica contando até cinco.

Repita dez vezes, mantendo o corpo contraído durante as inspirações e expirações.

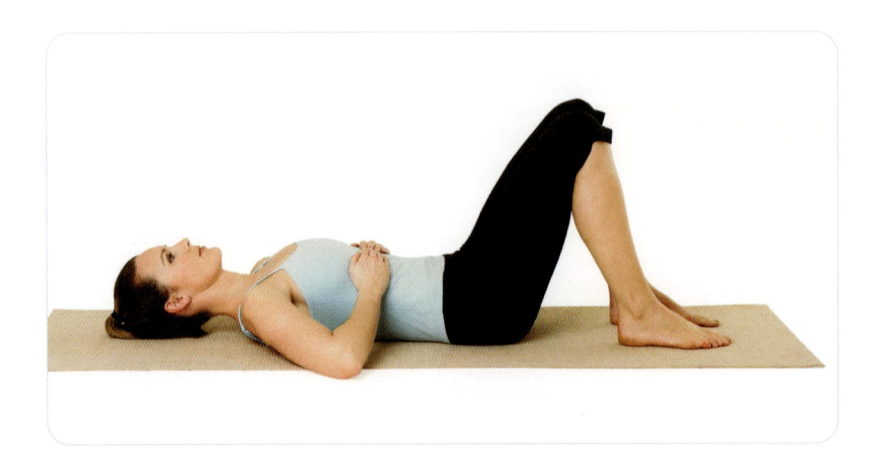

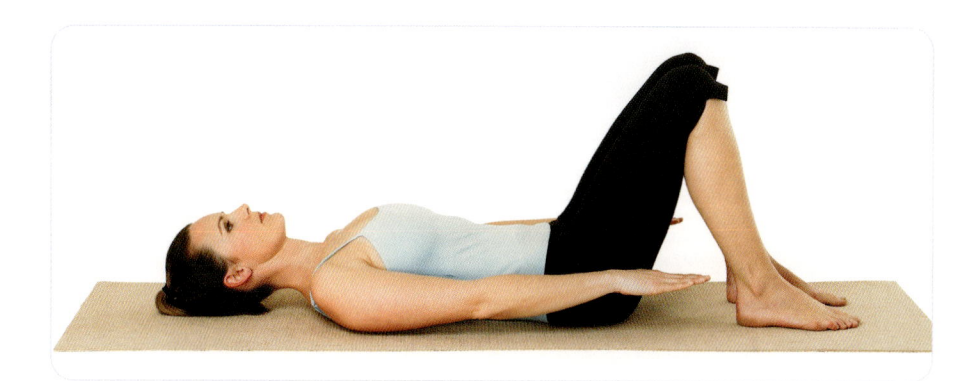

PARTE 2 (TODOS OS NÍVEIS)

Agora, acrescente o levantamento de braços para acelerar o ritmo cardíaco e a velocidade com que o sangue é bombeado pelo corpo.

OBJETIVO
Trabalhar os músculos do peito, braços e ombros.

Posição inicial
Deite-se na Posição de Relaxamento com os braços pousados no tapete, ao lado do corpo. Contraia-se de leve.

AÇÃO
1. Inspire, levantando e abaixando os braços a uma pequena distância do chão (cerca de 15 cm). Conte até cinco.

2. Expire e movimente da mesma maneira os braços, contando até cinco.

Repita dez vezes.

Observações

- Mova o braço a partir da articulação do ombro; o tronco permanece imóvel.
- Estire os dedos, mas deixe um pequeno espaço sob as axilas.
- Afaste as clavículas.
- Os braços ficam esticados, mas não muito (travados). Mantenha os pulsos firmes, evitando agitar as mãos. O braço, o pulso e a mão se movem juntos.

Observações

– Lembre-se do que aprendeu com o exercício de Flexão Básica (p. 46).
– Durante a flexão, concentre-se na parte inferior do abdome.
– Mantenha a pelve na posição neutra, com o cóccix abaixado.
– Ao inspirar, direcione o ar para a parte de trás da caixa torácica para manter a curvatura da coluna.

Variação (NÍVEL INTERMEDIÁRIO)

Este é um exercício adicional para você aprender a ficar com o tronco flexionado sem precisar apoiar a cabeça nas mãos.

OBJETIVO

Além de repetir o objetivo do exercício anterior, também existe a intenção de fortalecer os músculos abdominais.

Posição inicial

Deite-se na Posição de Relaxamento. Cruze as mãos atrás da cabeça.

AÇÃO

1. Inspire contando até cinco.

2. Expire, contraia-se, incline a cabeça para a frente e flexione devagar o tronco para cima contando até cinco.

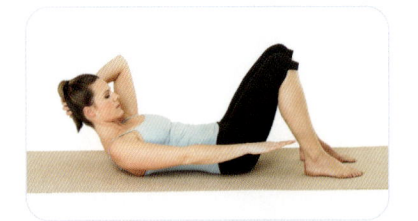

3. Inspire, baixe a mão direita e estenda ao lado do corpo até ultrapassar o quadril.

4. Expire e faça o mesmo com a mão esquerda.

5. Inspire e recoloque a mão direita atrás da cabeça.

6. Expire e recoloque a mão esquerda atrás da cabeça.

7. Inspire e, lentamente, abaixe o tronco.

Repita a sequência anterior três vezes, alternando as mãos.

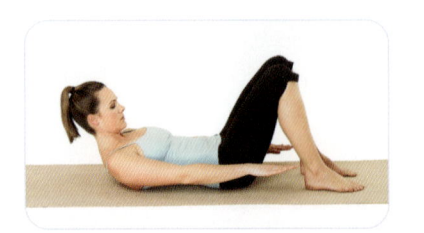

os exercícios para perder peso

Observações

- Mova os braços a partir da articulação do ombro, mantendo o corpo imóvel.
- Mantenha o corpo encostado ao chão.
- Concentre-se na parte inferior do abdome.
- Ao inspirar, direcione o ar para a parte de trás da caixa torácica: isso o ajudará a manter o tronco flexionado.
- Caso seja mais cômodo, abra um pouco os joelhos, imaginando que os lados internos das coxas estão se atraindo como ímãs. Os pés ficam juntos.

PARTE 3 (NÍVEL INTERMEDIÁRIO)

Posição inicial

Deite-se na Posição de Relaxamento. Ao expirar, dobre os joelhos, um de cada vez, com a contração apropriada, os dedos ligeiramente estirados. A pelve se mantém na posição neutra, mas as costas ficam em contato com o tapete. Se conseguir, puxe um pouco mais os joelhos na direção do peito.

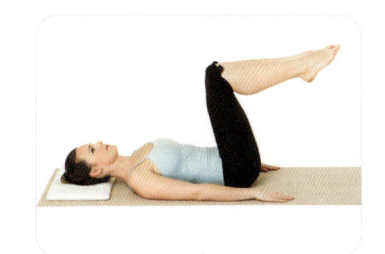

AÇÃO

1. Inspire e alongue a coluna vertebral.

2. Expire, com o corpo ainda contraído, levantando do tapete a cabeça e os ombros.

3. Inspire e estique os braços, deixando que fiquem um pouco distantes do chão.

4. Expire contando até cinco, erguendo e abaixando os braços cinco vezes. Inspire, repetindo esse movimento. Execute-o contando até cem, inspire contando até cinco e expire contando de novo até cinco. Quando terminar, abaixe devagar cada perna, uma por vez, com o corpo ainda contraído, e desça o tronco.

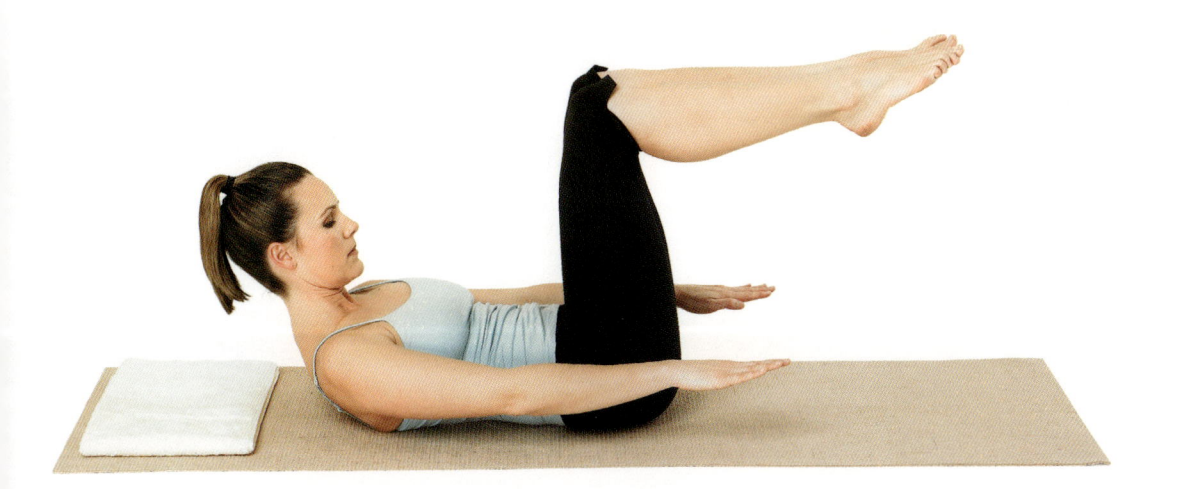

PARTE 4 (NÍVEL AVANÇADO)

Nesta versão final, você esticará as duas pernas para cima. Ou seja, precisará ter ótimo controle dos músculos internos e boa capacidade de estirar os tendões. Para facilitar, pratique primeiro a Flexão de Quadril e o Estiramento de Tendões (p. 88).

OBJETIVO
Trabalhar tudo!

Posição inicial
A mesma da Parte 3.

AÇÃO
Siga todos os passos anteriores, mas, em vez de manter os joelhos dobrados ao flexionar o tronco, estenda as duas pernas para cima, devagar, num ângulo de mais ou menos 80 graus em relação ao chão (ver foto abaixo). Mantenha as partes internas das coxas unidas, com as pernas paralelas. É importante não curvar a coluna vertebral.

Levante e abaixe os braços como antes. Ao chegar a cem movimentos, dobre os joelhos e abaixe-os lentamente, um por vez, com o corpo sempre contraído.

Observações

As mesmas de antes, mais estas:
– As costas devem ficar em contato com o chão. Se necessário, erga as pernas num ângulo de 90 graus ou dobre um pouco os joelhos.
– Use a Contração Variável (p. 27) para manter o corpo firme.

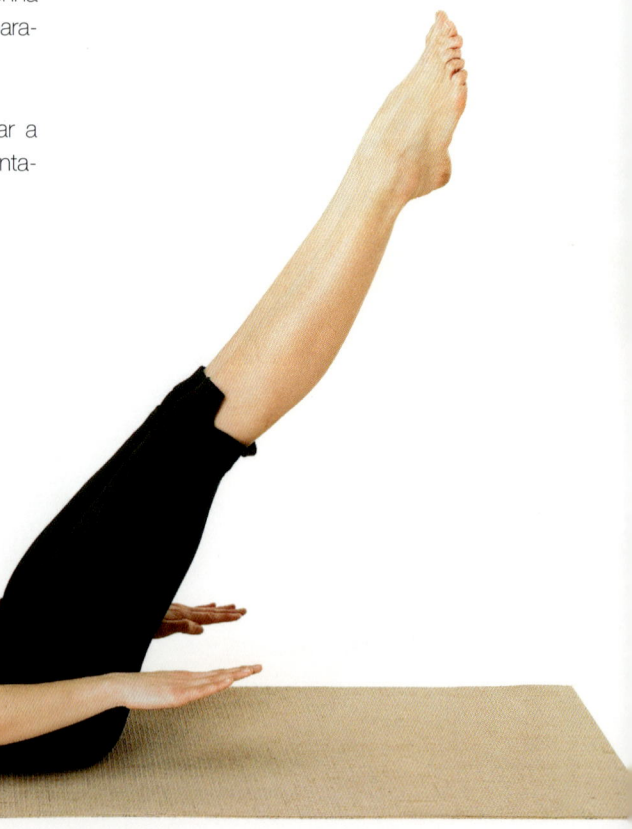

os exercícios para perder peso

Estiramento de uma perna
(todos os níveis e nível intermediário)

Este é um exercício clássico do Pilates. Para aprender bem suas três partes, você precisará de ótimo controle dos músculos internos e de ótima coordenação.

OBJETIVO
Fortalecer os abdominais, com estiramento e alongamento das pernas. Adquirir boa coordenação.

PARTE 1 (TODOS OS NÍVEIS)

Familiarize-se com o movimento dos braços. A má colocação destes fecha em vez de abrir a parte superior do corpo e, além disso, empurra os joelhos para dentro, na altura dos quadris, quando o certo é direcioná-los suavemente para os ombros (o que "abre" os quadris).

Posição inicial
Sente-se com as costas retas na beira do tapete, com os joelhos dobrados diante do peito. Pouse a mão esquerda sobre o joelho direito e a esquerda na canela direita, na parte mais baixa possível, sem contrair a parte superior do corpo ou mover a pelve.

AÇÃO

1. Respire fundo, preenchendo toda a caixa torácica.

2. Expire, contraia-se um pouco e estique a perna esquerda sobre o chão sem mover a coluna vertebral ou a pelve.

3. Inspire e recolha a perna esquerda, mudando a posição das mãos para pousar a direita sobre o joelho esquerdo e a esquerda na parte externa da canela esquerda.

4. Expire e estique a perna direita.

5. Inspire e recolha a perna direita, movendo as mãos de modo que a esquerda pouse sobre o joelho direito e a direita segure a parte externa da canela direita.

6. Expire esticando a perna direita, e assim por diante.

Repita até conseguir colocar as mãos na posição certa, coordenando esse movimento com a respiração e o movimento das pernas. Fácil não é!

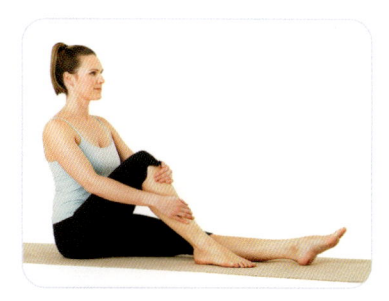

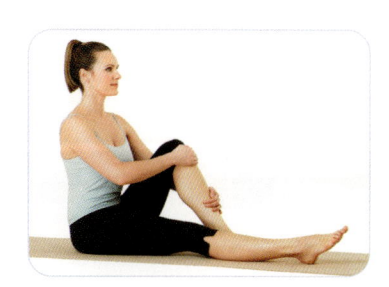

Observações

- Mantenha a parte superior do corpo "aberta". Não trave os cotovelos; os músculos do peito e do pescoço devem ficar descontraídos.
- Conserve a distância entre as orelhas e os ombros. Você pode visualizar a forma aberta em "C" que seus braços estão tomando. Se mantiver o braço na posição certa, a forma em "C" permanecerá. Do contrário, a parte superior de seu corpo recuará.
- Pensar "parte externa da canela, parte superior do joelho" ajuda!

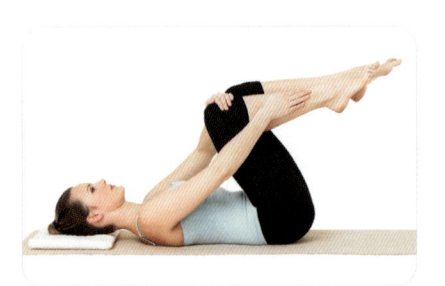

PARTE 2 (TODOS OS NÍVEIS)

Posição inicial

Deite-se na Posição de Relaxamento. Contraindo adequadamente o corpo, dobre uma perna de cada vez. Mantenha o centro firme e a pelve na posição neutra. Pouse a mão esquerda sobre o alto do joelho direito, pela parte interna deste. Pouse a mão direita na canela direita (ver à esquerda). Mantenha estirados os dois lados da cintura. Procure conservar as canelas e os pés paralelos ao solo.

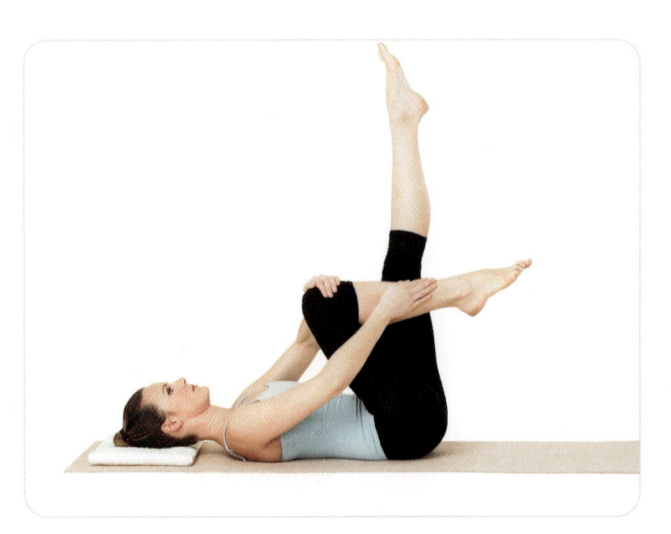

AÇÃO

1. Respire fundo.

2. Expire, com o corpo contraído, e estique a perna esquerda em linha com o quadril, cerca de 80 a 90 graus em relação ao tapete. A perna fica paralela. Estique-a, mas sem travá-la.

3. Inspire e puxe a perna esquerda em direção ao ombro. Mude a posição das mãos, segurando a canela esquerda com a mão esquerda e colocando a mão direita sobre o joelho esquerdo.

4. Expire e estenda a perna esquerda em linha com o quadril, mantendo o tronco imóvel.

Repita, alternando as mãos, de dez a vinte vezes. Em seguida, abaixe as pernas uma de cada vez, sempre com o corpo contraído.

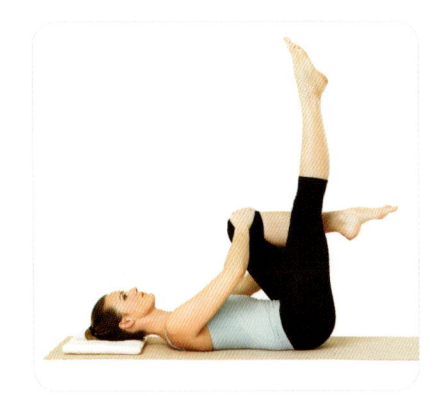

Observações

- Mantenha as costas no chão, a pelve descontraída e o sacro em contato com o tapete. Se necessário, erga um pouco mais as pernas.
- Movimente as pernas devagar, de modo controlado, a partir das articulações dos quadris e em linha com estes.
- Conserve os braços na forma de "C" aberto, como antes.
- Estique bem os pés para a frente.
- Os dois lados da cintura devem ficar igualmente alongados, sem que os quadris se levantem.
- Contraia-se o bastante para controlar o movimento e mantenha o corpo firme.

PARTE 3 (NÍVEL INTERMEDIÁRIO)

Acrescentando a flexão, você exige mais dos abdominais e melhora sua capacidade de coordenação.

POSIÇÃO INICIAL A mesma.

AÇÃO

1. Respire preenchendo toda a caixa torácica.

2. Expire, sempre com o corpo contraído, incline um pouco a cabeça e erga o tronco do tapete, com as mãos onde estavam na perna direita no início da Parte 2.

3. Inspire, direcionando o ar para a parte de trás da caixa torácica; notará que a flexão será mais acentuada (porém, sempre com a pelve na posição neutra).

4. Expire e estique a perna esquerda em linha com o quadril, cerca de 70 a 90 graus acima do tapete (ver foto na p. 66). A perna deve ficar paralela, com os dedos dos pés esticados.

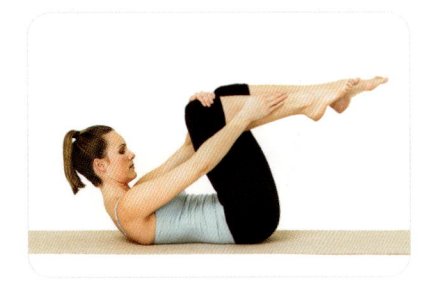

5. Inspire e puxe a perna esquerda na direção do peito. Mude a posição da mão, segurando a canela esquerda com a mão esquerda e pousando a mão direita no joelho esquerdo.

6. Expire e estique a perna esquerda em linha com a articulação do quadril.

Repita de dez a vinte vezes a troca de perna antes de pousar as costas no chão e abaixar as pernas, uma por vez, sempre com o corpo contraído.

Observações

As mesmas de antes, mais estas:
- Fixe o olhar na parte inferior do abdome para que o pescoço se estique.
- Respire direcionando o ar para a parte de trás da caixa torácica a fim de manter o tronco flexionado.
- As mãos devem guiar suavemente as pernas, sem pressioná-las.
- Você poderá estender as pernas na altura que quiser, mas sempre mantendo a pelve na posição neutra, com o cóccix e as costas pousados no chão.

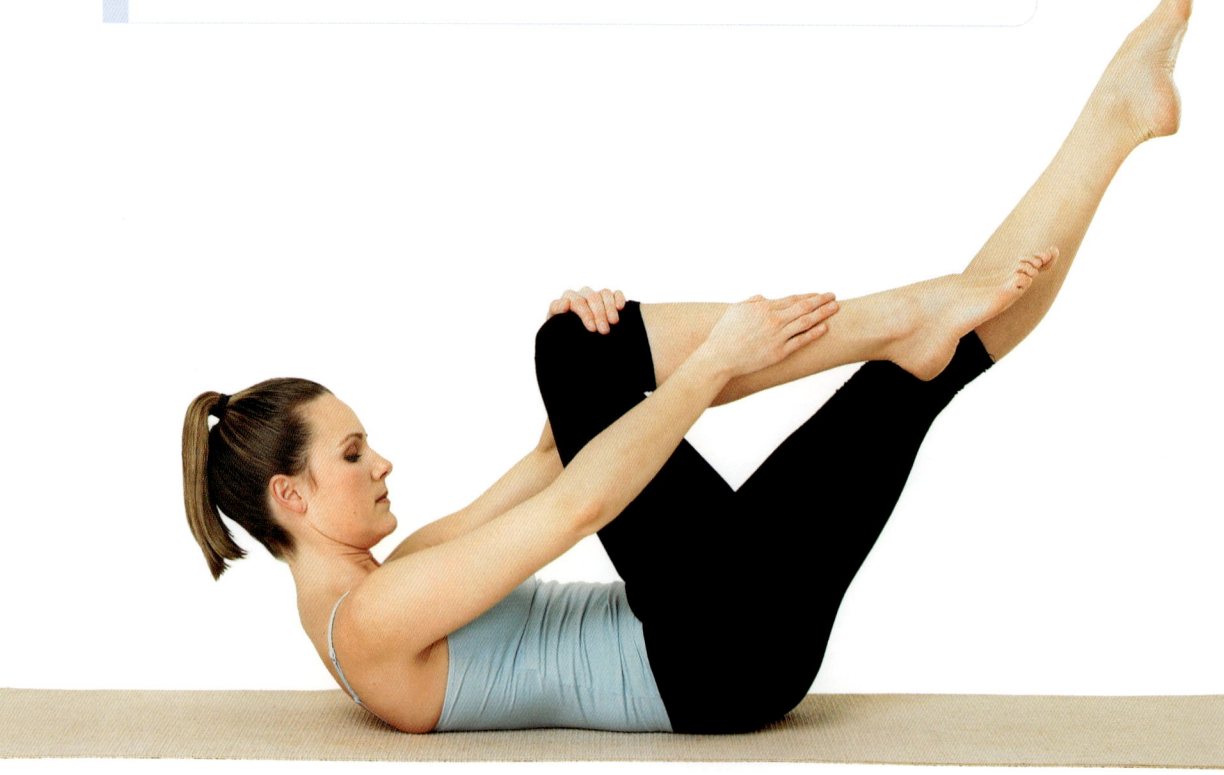

os exercícios para perder peso

Tesouras
(nível intermediário e nível avançado)

Grande favorito, este exercício realmente fortalece os abdominais, como também as pernas. E é divertido.

PARTE 1 (NÍVEL INTERMEDIÁRIO)

OBJETIVO
Fortalecer os abdominais, desenvolver a flexibilidade dos tendões e melhorar a coordenação.

Posição inicial
Deite-se na Posição de Relaxamento. Ao expirar, dobre os joelhos um de cada vez, com o corpo adequadamente contraído. Segure a perna direita por trás da coxa, mantendo o peito e os cotovelos abertos.

AÇÃO
1. Respire fundo, preenchendo toda a caixa torácica.

2. Expire, com o corpo ainda contraído, incline a cabeça para o peito e erga o tórax, tirando a cabeça e os ombros do tapete.

3. Inspire e levante as duas pernas até onde lhe seja cômodo, com os dedos esticados. Deslize a mão direita pela perna direita acima até onde puder, sempre mantendo aberta a parte superior do corpo.

4. Expire, abaixe a perna esquerda na direção do solo e deixe-a a alguns centímetros dele.

5. Inspire e estique a perna para cima mantendo-a reta ao máximo.

6. Expire e mude de braço e perna, agora abaixando a perna direita.

Repita oito vezes com cada perna (ver Observações na página seguinte).

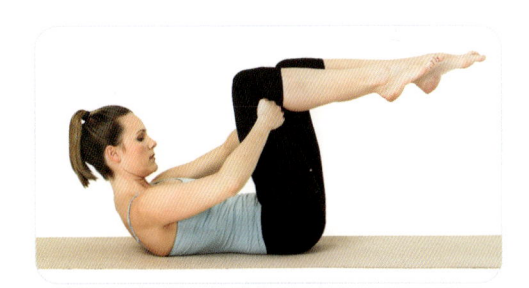

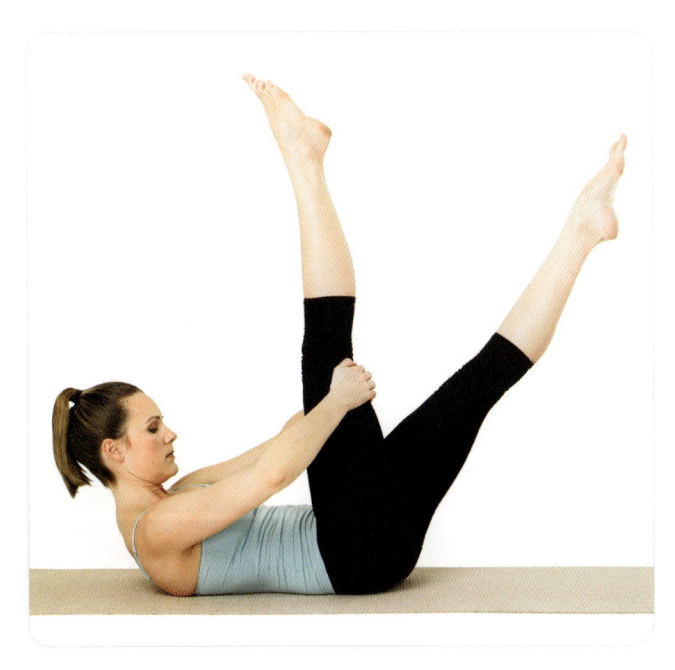

PARTE 2 (NÍVEL AVANÇADO)

Quando conseguir esticar as duas pernas sem esforço, poderá aumentar o ritmo e o grau de dificuldade.

Siga as ações anteriores, mas, em vez de alternar devagar as mãos para segurar a perna, faça com que estas se movimentem como uma tesoura. Ao "agarrar" a perna com as mãos, durante a expiração, puxe-a em direção ao peito com um duplo esforço controlado, depois inspire e estique-a novamente. Mude de perna. Expire ao puxá-la, em duas etapas. Faça apenas cinco repetições com cada uma.

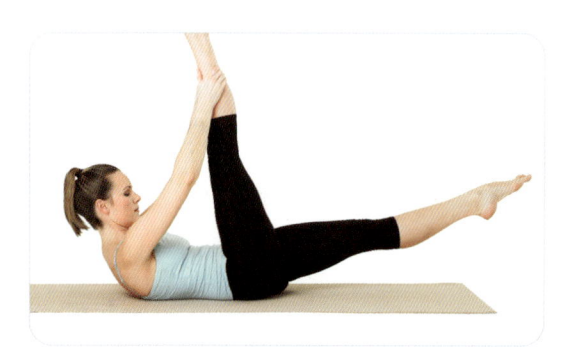

Observações

– Ao flexionar o tronco, lembre-se de todas as Flexões básicas (p. 46).
– Inspire direcionando o ar para a parte de trás da caixa torácica, pois isso ajuda a manter a flexão.
– Ao abaixar a perna, procure acionar os músculos da parte posterior da coxa.
– Não puxe a perna com as mãos; você deve apenas guiá-la e sustentá-la.
– A perna que se estende deve chegar o mais longe possível, inclusive com o estiramento dos dedos. A perna puxada em direção ao peito pode dobrar-se um pouco, se isso facilitar o movimento.
– As costas devem permanecer em contato com o chão.

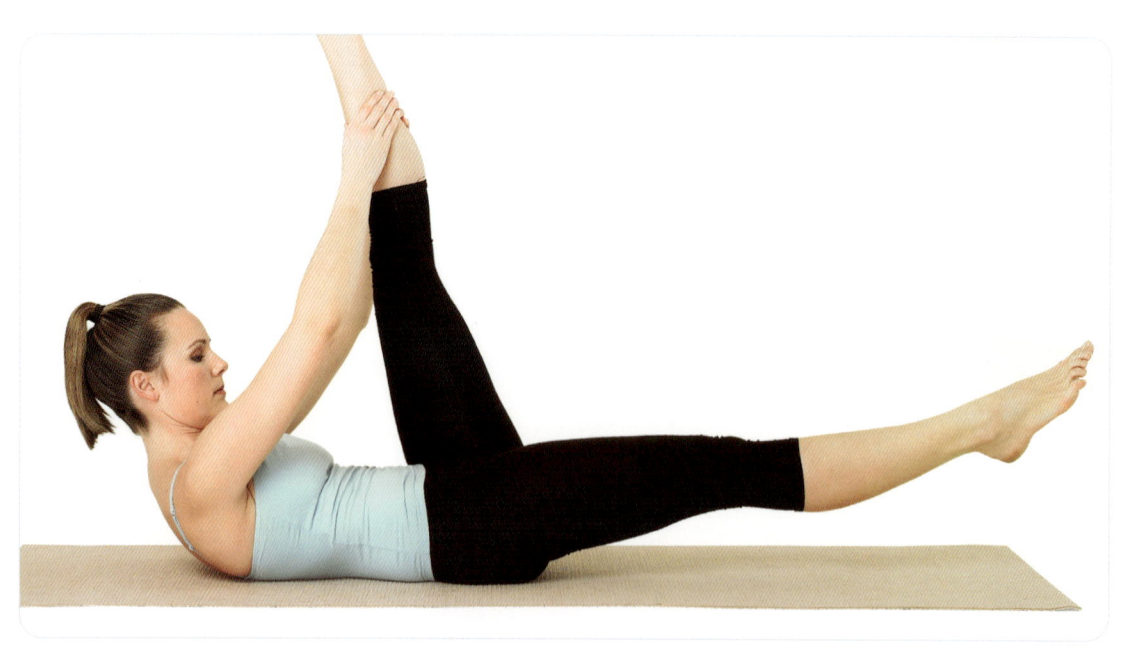

Giro de quadril com levantamento de um só braço (todos os níveis)

O que mais me atrai neste exercício é o fato de que demonstra a necessidade do controle de movimento. Se você o executar lentamente, poderá sentir a cintura sendo alongada! Se usar halteres, tonificará também os braços e o peito.

OBJETIVO
Trabalhar os músculos da cintura e do peito.

EQUIPAMENTO Halteres (opcionais) de até 2,5 kg cada um. Pratique primeiro sem eles.

Posição inicial
Deite-se na Posição de Relaxamento, porém com os joelhos e os pés juntos. Delicadamente, aperte as partes internas das coxas uma contra a outra e procure manter esse contato o tempo todo. Erga os braços acima dos ombros, com os cotovelos abertos e as palmas colocadas como se você fosse abraçar um grosso tronco de árvore. Mantenha afastadas as clavículas e as escápulas.

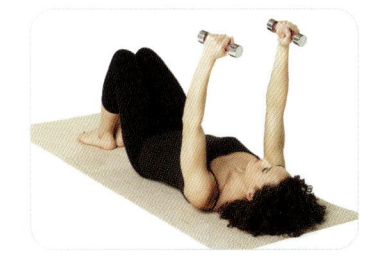

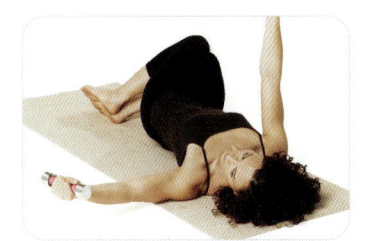

AÇÃO
1. Respire fundo e prepare-se.

2. Expire, contraia-se um pouco e comece a inclinar os joelhos para a direita enquanto abaixa o braço esquerdo até o chão. Deixe que a cabeça gire para a esquerda naturalmente, acompanhando o braço. Os pés girarão também, mas o direito deve permanecer em contato com o chão. Gire só até onde for cômodo para você. Não deixe que as costelas se dilatem.

3. Inspire fundo e, ao expirar, use os abdominais para devolver as pernas ao centro. Ao mesmo tempo, leve o braço e a cabeça à posição inicial.

Repita oito vezes de cada lado.

Observações
– Mantenha as bordas internas dos pés, as coxas e os joelhos em contato.
– Conserve a curva natural do braço ao abaixá-lo para o lado. Ele deve se movimentar como uma peça só, a partir da articulação do ombro. Procure não dobrar o cotovelo.

Círculos de estrela
(todos os níveis)

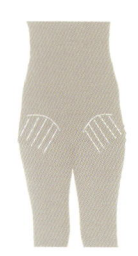

Uma das coisas que tornam este exercício tão eficiente é o fato de seus movimentos curtos e precisos sempre acionarem os músculos certos. Neste caso, os das nádegas.

OBJETIVO
Trabalhar os glúteos e dilatar os extensores do quadril.

Posição inicial
Deite-se de bruços em linha reta, com os pés na largura dos quadris e as pernas ligeiramente viradas para fora. Pouse a cabeça nos braços dobrados.

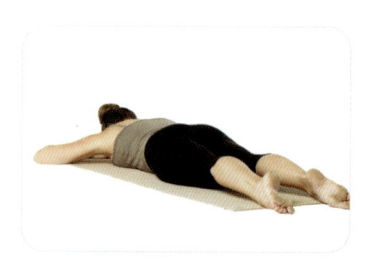

AÇÃO
1. Respire fundo e prepare-se.

2. Expire, contraia-se um pouco e mantenha a contração enquanto estica e levanta uma perna a alguns centímetros do tapete. Mantenha as pernas ligeiramente viradas para fora e não mexa a pelve.

3. Inspire e descreva cinco círculos para dentro, com a perna inteira se movendo a partir da articulação do quadril.

4. Expire e descreva cinco círculos para fora. Em seguida, estique a perna e pouse-a no tapete.

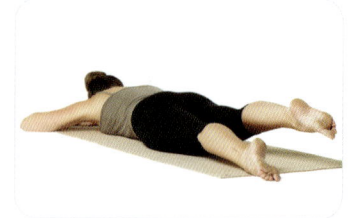

Repita com a outra perna.

Observações
– Gire a perna inteira a partir do quadril usando os mesmos músculos do exercício da Ostra (p. 78).
– Procure afastar o fêmur da articulação do quadril.
– Mantenha a parte superior do corpo aberta e relaxada.
– Tente não travar o joelho.
– Mantenha a parte inferior do abdome distanciada do tapete, para amparar as costas. Estire-se do alto da cabeça até o cóccix. Não deixe que a parte inferior das costas se abaixe (se precisar, coloque uma toalha dobrada sob a barriga).
– Ponha as pontas dos dedos sob os ossos pélvicos para verificar se não está havendo mudança de pressão.

Inclinação para trás com lenço

(nível intermediário e nível avançado)

Um vigoroso exercício para os abdominais. Não o faça caso tenha alguma lesão nas costas.

OBJETIVO
Fortalecer os abdominais e glúteos profundos. Articular a coluna vertebral.

EQUIPAMENTO Um lenço ou faixa elástica e uma almofada (opcional).

O exercício funcionará melhor se você usar uma faixa elástica que, distendendo-se, faça com que a parte inferior de suas costas se abaixe devagar. Se usar um lenço, o de tricô funcionará bem – você talvez precise deixá-lo deslizar um pouco por suas mãos a fim de obter o mesmo efeito.

O objetivo é girar todas as vértebras, uma por uma. Para tanto, você deverá usar os abdominais profundos. Contraia-se o suficiente para controlar o movimento e percorrer toda a sequência. Quando se inclinar para trás, a coluna vertebral assumirá a forma de um "C". É muito importante conservar o comprimento da coluna vertebral e não apenas "cair para trás".

Posição inicial
Sente-se ereto sobre os ossos das nádegas. Dobre os joelhos diante do peito, juntos ou na largura dos quadris, com uma pequena almofada entre as coxas. Flexione os pés para que só os calcanhares fiquem em contato com o tapete. Passe o lenço ou a faixa elástica em volta das solas e segure ambas as pontas, com os polegares virados para cima. Curve ligeiramente os cotovelos, junto aos flancos.

AÇÃO
1. Respire fundo, preenchendo toda a caixa torácica, e estique-se ao máximo.

2. Expire, contraia-se e retraia os músculos das nádegas quando começar a girar a pelve para trás. Procure esticar o cóccix na direção dos calcanhares. Lentamente e de modo controlado, abaixe a coluna vertebral pela metade na direção do tapete. Pare imediatamente caso sinta algum incômodo ou não consiga controlar o movimento.

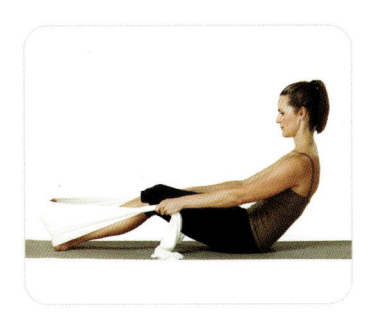

3. Inspire direcionando ar para a parte de trás da caixa torácica, mantendo a curva em "C" e recolhendo o abdome na direção da coluna vertebral.

4. Expire ao voltar lentamente à posição anterior, mantendo a curva em "C" e guiando o movimento com o alto da cabeça.

5. Quando os ombros estiverem bem em cima dos quadris, inspire e endireite a coluna vertebral a partir da base até ficar ereto na Posição Inicial.

Repita oito vezes.

Observações

- Contraia-se só o bastante para controlar o movimento.
- Conserve a forma em "C".
- Mantenha o peito descontraído e aberto; afaste as clavículas.
- Preserve a distância entre as orelhas e os ombros.
- Mantenha os glúteos trabalhando, pois isso ajudará a pelve a girar.
- Se usar uma almofada entre os joelhos, aperte-a o tempo todo. Se não usar, sinta como se as partes internas das coxas estivessem se atraindo como ímãs.
- Procure não segurar o lenço com muita força; mantenha-o firme, mas sem criar tensão.

PARTE 2 (NÍVEL AVANÇADO)

Quando adquirir confiança, poderá tentar inclinar-se para trás até tocar o tapete. Na versão superavançada, é preciso endireitar as costas.

Siga as instruções 1-2, mas agora se inclinando para trás até tocar o tapete. Você precisará soltar o lenço para executar esse movimento. Suas pernas talvez se estiquem um pouco. Quando fizer isso pela primeira vez, vire-se um pouco de lado e volte à posição sentada. Uma vez adquirida a força necessária, incline-se para a frente, inspire e, abaixando um pouco a cabeça, incline-se de novo para trás. Conserve a curva em "C" e evite recorrer aos braços para erguer-se: use apenas os abdominais. Depois, siga a instrução 5. Repita seis vezes. Não se esqueça das Observações acima e mantenha os calcanhares em contato com o chão.

Tampo de mesa (todos os níveis)

Graças a este exercício, você aprenderá a dar sustentação ao corpo e a compensar a gravidade – é uma das melhores maneiras de fazer ginástica com pesos... *sem* pesos!

PARTE 1 (TODOS OS NÍVEIS)

OBJETIVO
Fortalecer os músculos internos. Fortalecer a parte superior do corpo, especialmente os pulsos e os braços. Trabalha também os glúteos.

Posição inicial
Fique de quatro, com as mãos diretamente embaixo dos ombros. Os joelhos permanecem em linha com os quadris; os pés, em linha com os joelhos. Olhe diretamente para o chão, de modo que sua nuca se estire. É como se você tentasse empurrar o chão com as mãos.

AÇÃO
1. Respire fundo, preenchendo toda a caixa torácica, e procure sentir toda a extensão da coluna vertebral do alto da cabeça até o cóccix.

2. Expire, contraia-se um pouco e estique uma perna para trás em linha com o quadril, mas sem perder contato com o solo. A ideia é manter o tronco imóvel e centrado.

3. Inspire e recolha a perna. Repita cinco vezes com cada perna, mantendo a pelve nivelada e estável.

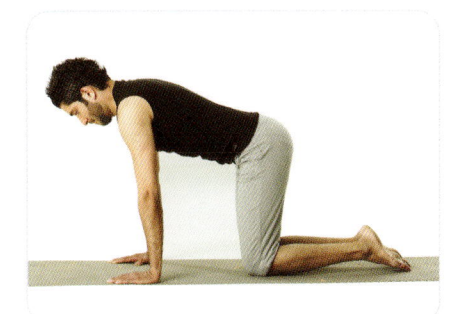

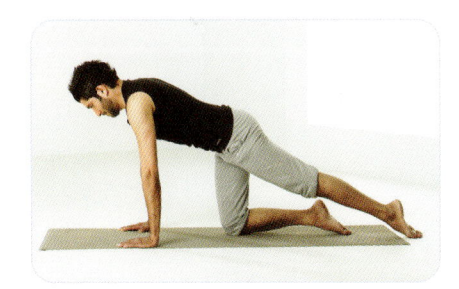

Observações

– Embora você precise, naturalmente, transferir o peso para a perna de apoio, procure mantê-lo distribuído por igual nas duas mãos.
– Coloque o peso na mão toda, não apenas na parte junto ao pulso.
– Lembre-se do Fator X (ver p. 47).
– Mantenha a distância entre as orelhas e os ombros.
– Estenda os braços, mas sem travar os cotovelos.

PARTE 2 (TODOS OS NÍVEIS)

Posição inicial
A mesma.

AÇÃO
1. Respire fundo, preenchendo toda a caixa torácica, e procure sentir toda a extensão da coluna vertebral do alto da cabeça até o cóccix.

2. Expire, contraia-se um pouco e estique uma perna para trás, deslizando ao mesmo tempo a mão oposta pelo chão, em linha com o ombro. Mantenha as mãos e os pés em contato com o chão.

3. Inspire e recolha os membros.

Repita cinco vezes alternando braços e pernas (dez vezes ao todo).

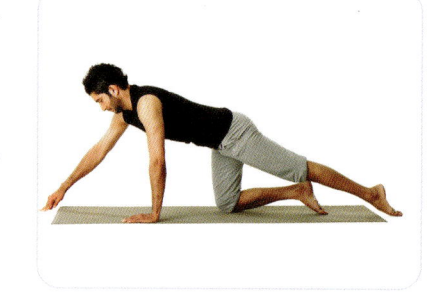

PARTE 3 (TODOS OS NÍVEIS)

Posição inicial
A mesma.

AÇÃO
Siga as Ações 1-2 acima e:

3. Expire, esticando e erguendo o braço e a perna sem ultrapassar a altura do corpo. A perna permanece em linha com o quadril, o braço em linha com o ombro. A pelve continua em contato com o chão.

4. Inspire ao abaixar o braço e a perna; expire ao recolhê-los.

Repita até cinco vezes, alternando braços e pernas. O erro mais comum que se comete na prática deste exercício é erguer a perna alto demais, pois isso nos faz perder a posição neutra da pelve e da coluna vertebral. Movimente-se devagar, com atenção e controle.

Observações

As mesmas. E estas:
- Mantenha as clavículas afastadas.
- Não deixe a cabeça pender; concentre-se no tapete e conserve o alongamento da nuca.
- Contraia-se só o bastante para manter o tronco imóvel.

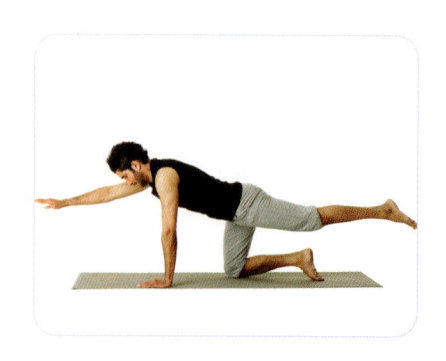

os exercícios para perder peso

Pressão lateral para cima
(nível intermediário)

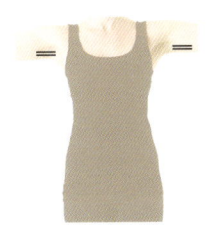

Um poderoso exercício que realmente acaba com as gordurinhas do "tchauzinho"! Mas não quer dizer que só sirva para as mulheres. Os homens às vezes acham esse treino difícil, pois a parte superior de seu corpo normalmente é mais pesada que a equivalente nas mulheres. Gosto muito deste exercício porque não exige nenhum equipamento, nem mesmo halteres: você usa apenas o peso de seu corpo contra a gravidade. Evite-o caso tenha problemas de pescoço ou ombros.

OBJETIVO
Trabalhar os braços e o peito; estabilizar os músculos profundos dos ombros.

Posição inicial
Deite-se do lado direito, com as pernas ligeiramente curvadas, os pés alinhados ao corpo. Coloque a mão esquerda no chão, à frente, mais ou menos na altura do peito, a palma para baixo (de vez em quando precisará mover a mão para cima ou para baixo a fim de obter impulso para empurrar; isso dependerá do comprimento de seu torso). A mão direita cruza o peito e repousa no ombro.

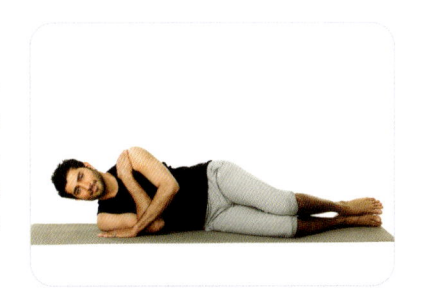

AÇÃO
1. Respire fundo e prepare-se. Alongue o corpo e tente conectar-se com os músculos abaixo das escápulas, que envolvem a caixa torácica sob a axila.

2. Expire, contraia-se e pressione a mão esquerda para baixo, esticando o braço de modo que o tronco se levante. O corpo girará um pouco quando você fizer isso – o impulso para a frente se direcionará para baixo, para a mão.

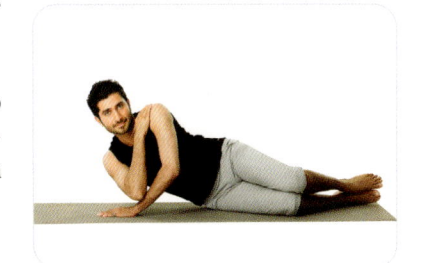

3. Inspire e mantenha a posição.

4. Expire, ainda contraído, e vá abaixando o tronco devagar.

Repita oito vezes de cada lado.

Observações
– Quanto mais lentamente você abaixar o tronco, mais esforço terá de fazer!
– Procure não sobrecarregar os músculos do pescoço ou da parte superior dos ombros. Os braços, o peito e os músculos estabilizadores profundos do ombro é que devem fazer o trabalho.

Preparação de frente para estiramento da perna

(nível intermediário)

Esta é uma adaptação do exercício clássico que Joseph Pilates originalmente ensinava. É um exercício vigoroso, que requer força na parte superior do corpo e muito controle interno. Não há nada melhor para tonificar braços e ombros.

Pratique o Tampo de Mesa (p. 73) antes de tentar este exercício.

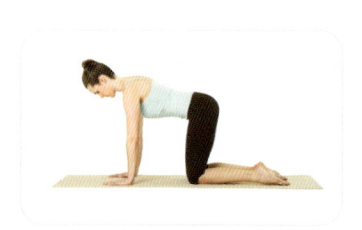

OBJETIVO

Trabalhar os músculos internos e desenvolver a força da parte superior do corpo. Tonificar os braços.

Posição inicial

Fique de quatro, com as mãos diretamente sob os ombros e os joelhos sob os quadris. Os pés devem permanecer alinhados aos joelhos. Procure estirar-se do alto da cabeça até o cóccix. Visualize os músculos que envolvem o torso e as costelas que se conectam com os quadris. Estique o pescoço. Mantenha o olhar no chão.

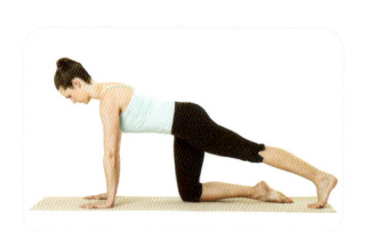

AÇÃO

1. Respire, preenchendo toda a caixa torácica.

2. Expire, contraia-se e estique a perna esquerda diretamente para trás, em linha com o quadril. Quando ela estiver esticada, dobre os dedos do pé esquerdo para que o peso fique todo sobre ele. Imediatamente depois, faça o mesmo com a perna direita (tome respiração extra, caso precise). As costas e a pelve permanecem imóveis e alongadas. As pernas devem ficar paralelas e na largura dos quadris. Agora, o peso se distribui igualmente pelas mãos e pés.

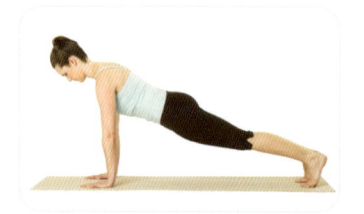

3. Inspire e pressione os dois calcanhares para trás e para baixo, sentindo o tendão calcâneo (parte traseira da panturrilha) estirar-se.

4. Expire ao devolver os calcanhares à posição anterior.

5. Repita o estiramento do tendão calcâneo três vezes.

6. Expire, descontraia o pé direito e puxe a perna para debaixo do quadril. Repita com a perna esquerda até voltar à Posição Inicial. Mantenha a pelve imóvel o tempo todo.

Repita quatro vezes, alternando as pernas.

Observações

- Permaneça alongado e firme o tempo todo. Não abaixe o tronco nem arqueie o meio das costas. Mantenha a pelve imóvel.
- Lembre-se do Fator X (p. 47) – essa conexão impedirá que as costelas se dilatem.
- Mantenha os cotovelos retos, mas não travados.
- Mantenha o peso distribuído igualmente e procure não dobrar os braços. Deixe-os esticados, com o tronco o mais afastado possível do chão.
- Tente não travar também os joelhos, sobretudo durante o estiramento.
- Mantenha os dois lados da cintura à mesma altura.
- Contraia-se apenas para controlar os movimentos – nem mais, nem menos.
- Olhe o tempo todo para baixo, para o tapete, a fim de manter a parte de trás do pescoço alongada.

Estiramento da perna (de frente) com flexão dos braços (nível avançado)

Para este exercício, você precisará de muita força.

Posição inicial
A mesma.

AÇÃO
Siga as instruções 1-6 e mais estas:

7. Inspire e dobre lentamente os cotovelos. Só desça o tronco alguns centímetros. Mantenha o olhar no mesmo ponto do chão para impedir que sua cabeça se incline.

8. Expire e, devagar, estique os braços, sem travar os cotovelos e os joelhos.

9. Expire para liberar o pé direito e puxe a perna para debaixo do quadril. Repita com a perna esquerda até voltar à Posição Inicial. Mantenha a pelve imóvel o tempo todo.

Observações

As mesmas de antes, mais estas:
- Contraia-se para cima!
- Controle o movimento e procure não abaixar o tronco. Ao erguê-lo, estique bem os braços para se afastar do chão o máximo possível.
- Mantenha ambos os lados da cintura à mesma altura.

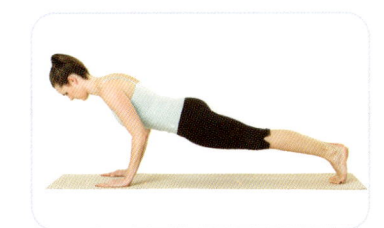

Ostra (todos os níveis)

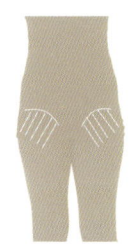

Este exercício é para uma parte específica dos glúteos. Tonifica os músculos que envolvem o quadril e viram a perna para fora a partir dele. Você irá usá-los muitas vezes durante esta aula, por isso é importante saber onde se localizam!

Nesta versão, você colocará uma pequena almofada entre os joelhos a fim de que os músculos certos das nádegas façam o trabalho. O movimento é curto e delicado, porém eficiente. Se não conseguir sentir as nádegas em ação, pare e leia de novo as instruções para ter certeza de que está alinhado corretamente e trabalhando como deve. Poderá alinhar-se à parede, se isso ajudar.

OBJETIVO
Fortalecer as fibras posteriores dos glúteos médios.

EQUIPAMENTO Uma pequena almofada.

Posição inicial
Deite-se de lado com o corpo reto e o braço que estiver em contato com o chão esticado acima da cabeça, em linha com o corpo. Poderá colocar uma toalha dobrada entre a cabeça e o braço para que o pescoço permaneça alinhado com a coluna vertebral. Pouse a outra mão no tapete, diante do peito, alinhando-a com o ombro para obter maior apoio. Dobre os joelhos, colocando a pequena almofada entre eles e mantendo os pés em linha com as nádegas. Agora você está com ombro em cima de ombro, quadril em cima de quadril, joelho em cima de joelho e pé em cima de pé.

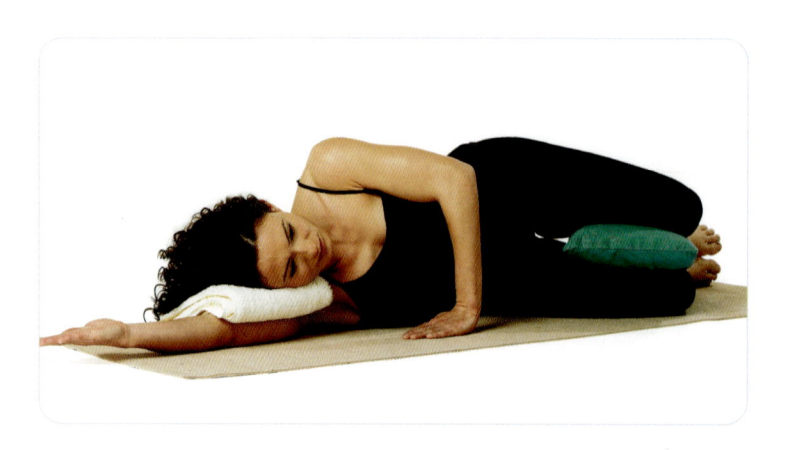

AÇÃO
1. Respire fundo, preenchendo toda a caixa torácica.

Observações

– Ao levantar a perna, estique-se a partir do joelho, sem distanciar o fêmur da articulação do quadril.
– A pelve tem de ficar completamente imóvel, sem se deslocar para a frente ou para trás.
– Mantenha a cintura alongada e com os dois lados na mesma extensão. Normalmente, você conseguirá colocar a mão sob a cintura com facilidade – faça isso para se certificar de que não encostou o lado do corpo no tapete.
– A parte superior do corpo deve permanecer na vertical; não se incline para a frente.
– Não force o braço de cima, ele deve apenas oferecer apoio.
– Ao erguer o joelho, mantenha os pés juntos e aperte os calcanhares um contra o outro.

2. Expire, contraia-se, levante a perna de cima e gire lentamente o joelho, unindo sem esforço os calcanhares. Só abra a perna até onde isso não possa afetar a pelve – que deve permanecer imóvel.

3. Inspire e abaixe a perna.

Repita dez vezes. Se estiver fazendo uma série de exercícios deitado de lado, passe para o próximo ou vire-se para repetir do outro lado.

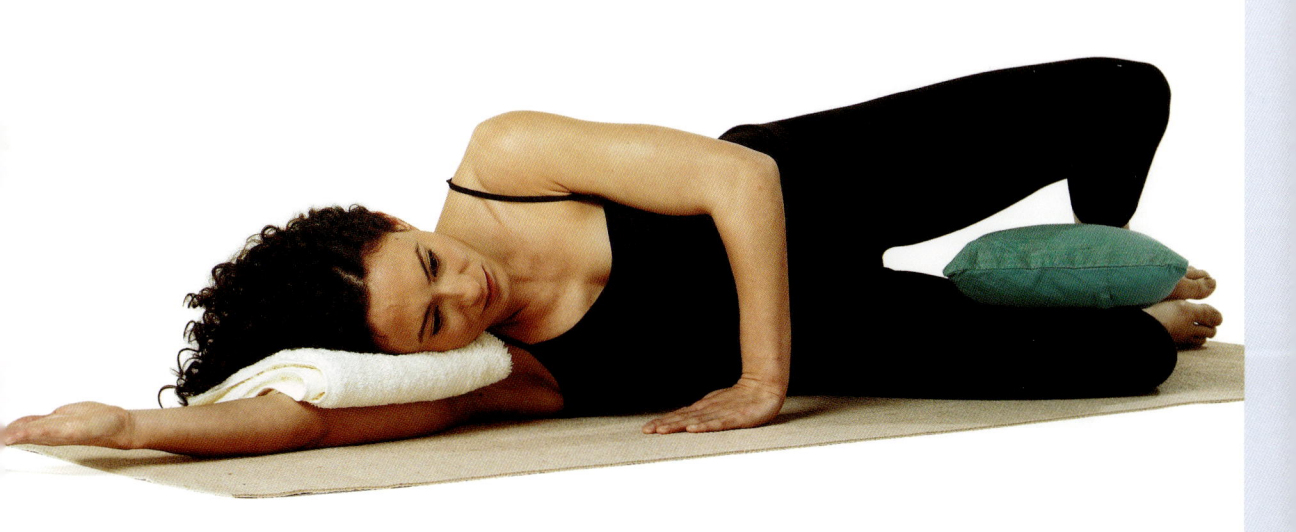

Chutes em posição lateral para a frente e para trás (todos os níveis e nível avançado)

Ótimo exercício para fortalecer os músculos internos, sobretudo os do peito, que trabalham para manter o tronco imóvel enquanto as pernas se movem. Fortalece também as pernas e as nádegas.

OBJETIVO

Dar flexibilidade às articulações dos quadris. Fortalecer e alongar os músculos em volta dos quadris, especialmente os das nádegas. Forçar os músculos internos a trabalhar.

PARTE 1 (TODOS OS NÍVEIS)

Posição inicial

Deite-se de lado, com o corpo reto, mas as pernas dobradas à frente num ângulo de 90 graus ou menos. O braço que está embaixo se estica alinhado ao corpo. Repouse a cabeça no braço, usando, se necessário, uma toalha para manter a cabeça alinhada com a coluna vertebral. A mão esquerda deve pousar no chão diante de seu peito ou sobre o quadril.

AÇÃO

1. Respire fundo e prepare-se. Contraia-se um pouco e levante a perna de cima até alinhá-la ao quadril.

2. Expire ao puxar a perna para trás, sempre na altura do quadril e sem mover o tronco. As costas não devem se arquear.

3. Inspire, sempre contraído e alongado, e traga de novo a perna para a frente.

4. Expire e puxe novamente a perna para trás. A pelve continua imóvel. Repita oito vezes e passe ao próximo exercício de lateral ou repita com a outra perna.

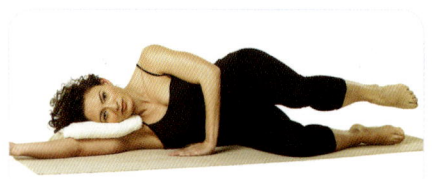

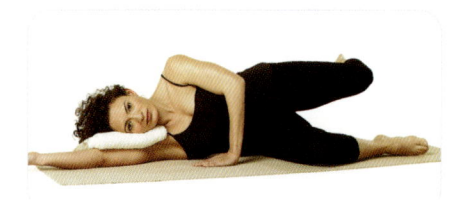

Observações

- Procure mover a perna a partir unicamente da articulação do quadril; as costas devem permanecer imóveis.
- Mantenha a parte superior do corpo descontraída. Conserve a distância entre as orelhas e os ombros, com as escápulas para baixo. A caixa torácica permanece conectada.
- A perna que se move deve ficar paralela à outra, na altura do quadril.
- Olhe para a frente o tempo todo.

os exercícios para perder peso

PARTE 2 (NÍVEL AVANÇADO)

O clássico "para a frente e para trás"

Posição inicial

Deite-se do lado direito em linha reta, ombro sobre ombro, quadril sobre quadril e calcanhar sobre calcanhar, mas agora com ambas as pernas para a frente, movimentando-se a partir da articulação do quadril e a mais ou menos 45 graus em relação ao corpo. Mantenha o corpo imóvel. A pelve deve ficar na posição neutra. Pouse a mão esquerda no tapete, diante do peito, com o joelho dobrado. Repouse a cabeça sobre o braço direito estendido, conforme foi mostrado. Contraia-se ligeiramente e erga a perna esquerda de modo que fique alinhada com o alto da pelve. Conservando esta imóvel, mova a perna em linha paralela, um pouco para trás da articulação do quadril.

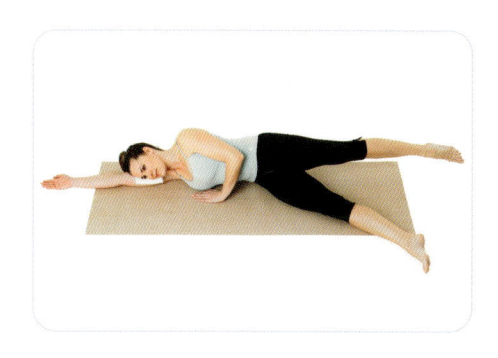

AÇÃO

1. Inspire e traga a perna para a frente a partir da articulação do quadril. A pelve e a coluna vertebral continuam imóveis. Ao chegar ao fim do movimento para a frente, recue ligeiramente a perna, flexione o pé e curve-o um pouco para diante.

2. Expire, endireite o pé e recue a perna, estendendo-a de novo, um pouco para trás da articulação do quadril. Mantenha as costas imóveis.

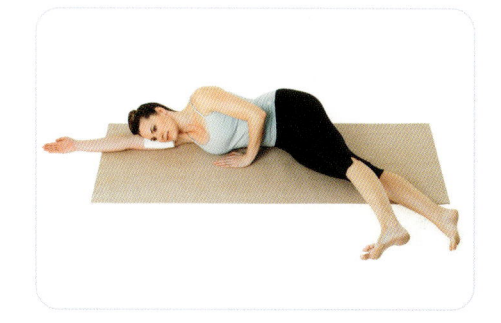

Repita seis vezes e, deitado de lado, passe ao próximo exercício, ou repita com a outra perna.

Observações

As mesmas de antes, mais estas:
— Contraia-se apenas o suficiente para manter o tronco imóvel.
— O movimento da perna deve ser rápido, porém controlado.
— Mova a perna até onde for confortável. Não force.
— Mantenha a perna de baixo ativa para ajudar no equilíbrio.
— O Fator X ajudará a manter a cintura alongada (p. 47).

Levantamento lateral para a parte externa da coxa (todos os níveis)

Ótimo exercício para eliminar os "culotes"!

OBJETIVO

Este exercício e seu par, Levantamento Lateral para a Parte Interna da Coxa, (p. 83) são imbatíveis na tonificação das partes externa e interna da coxa. Velhos favoritos, não podem faltar em nenhum programa de ginástica.

Você notará, pelas instruções, que várias medidas são dadas. Uma fita métrica não é necessária, mas convém ter em mente que o equívoco mais comum é levantar demais a perna trabalhada.

EQUIPAMENTO Pratique os exercícios sem pesos, num primeiro momento, até dominá-los e não sentir mais nenhum desconforto. Então, poderá usar caneleiras de até 1 kg. Comece com um peso leve e aumente aos poucos. No exercício de Levantamento Lateral para a Parte Interna da Coxa, talvez ache conveniente usar um travesseiro grande.

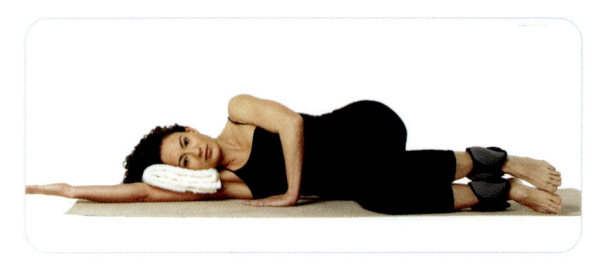

Posição inicial

Deite-se do lado direito em linha reta. Isso é muito importante e, caso ache melhor, procure alinhar-se contra uma parede. Não se apoie nela: permaneça em posição neutra. O braço direito se estica, a cabeça repousa nele, e a palma se volta para cima ou para baixo, conforme for mais cômodo. Você poderá colocar uma toalha dobrada entre a orelha e o braço para que a cabeça fique alinhada à coluna vertebral. Dobre as duas pernas para a frente num ângulo menor que 90 graus. Use o braço esquerdo, diante do peito, para apoio. Durante o exercício, mantenha a cintura afastada do chão e o tronco alongado.

AÇÃO

1. Respire e prepare-se.

2. Expire, contraia-se e levante a perna de cima até a altura do quadril (só alguns centímetros) e abaixe-a em seguida, estendendo-a até que fique em linha com o quadril e o corpo (cerca de 12 cm acima do chão). Não a puxe para trás.

3. Inspire e, lentamente, gire a perna inteira a partir do quadril, mantendo a pelve imóvel. Flexione o pé na direção de seu rosto.

4. Expire erguendo lentamente a perna cerca de 15 cm; em seguida, inspire e abaixe-a até a altura do quadril (sem chegar ao chão). Mantenha a pelve imóvel.

5. Levante e abaixe a perna dez vezes. Expire ao levantar e inspire ao abaixar. Em seguida, dobre a perna e pouse-a sobre a de baixo novamente. Passe ao próximo exercício de lateral, ou repita com a outra perna. Neste exercício, é preciso que as pernas fiquem paralelas.

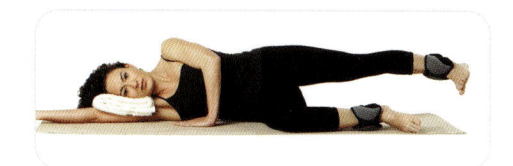

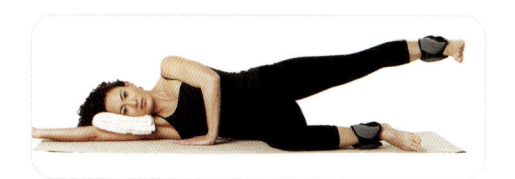

Observações

- Mantenha-se contraído para proteger a parte inferior das costas e impedir que ela se arqueie (a cintura também não deve se encostar ao chão).
- Mantenha o calcanhar o mais distante possível do quadril – alongue, alongue a perna.
- O giro para dentro precisa ser feito a partir do quadril – não o faça a partir do tornozelo.
- Mantenha a cintura longe do chão e o corpo esticado – alongue, alongue a cintura.
- A pelve deve permanecer absolutamente imóvel – não deixe que ela gire para a frente ou para os lados.
- A parte superior do corpo permanece descontraída, com as escápulas baixas. Não se incline para a frente.

Levantamento lateral para a parte interna da coxa (todos os níveis)

Exercício incomparável para tonificar músculos enfraquecidos da parte de dentro das coxas. Ele trabalha também os músculos internos em volta da cintura (ao levantar a perna, apalpe-os para senti-los em ação!).

OBJETIVO
Fortalecer os músculos da parte de dentro das coxas e exigir mais dos músculos internos.

EQUIPAMENTO Uma almofada grande e caneleiras (opcionais) de até 1 kg cada uma.

Posição inicial

Deite-se do lado direito, com o corpo reto (poderá se alinhar com a borda do tapete). Estique o braço direito, com a palma para cima ou para baixo, em linha com o corpo, caso isso seja cômodo, e pouse a cabeça nesse braço. Talvez precise de uma toalha dobrada sob a cabeça para mantê-la alinhada à coluna vertebral. Agora estenda a perna de cima para a frente, sem mover as costas, pousando-a sobre a almofada. A fim de manter a pelve no lugar, talvez você precise de duas almofadas. A mão esquerda deve ficar na frente do peito, para dar apoio e equilíbrio. A perna de baixo é que será trabalhada. Estenda-a um pouco para a frente, a partir da articulação do quadril. Estire os dedos dos pés. Certifique-se de que a coluna vertebral esteja alongada, mas preserve as curvas naturais. A pelve fica na posição neutra, com a cintura erguida e esticada.

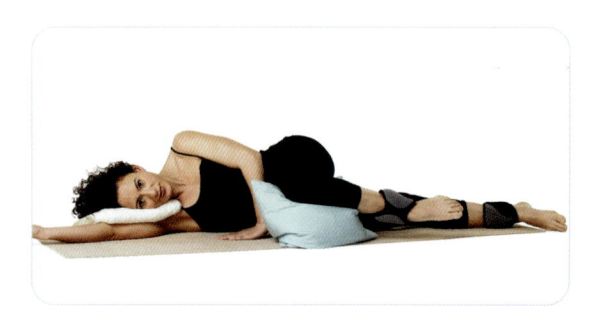

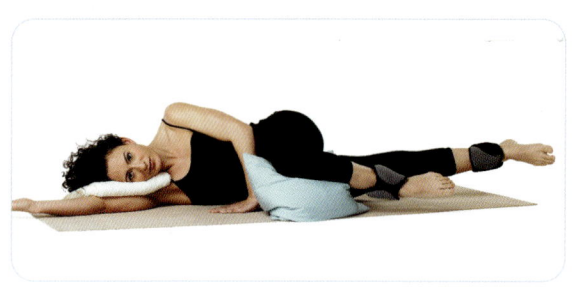

AÇÃO

1. Respire fundo e prepare-se.

2. Expire. Estique e levante a perna de baixo o máximo que puder, sem mover a pelve ou a coluna vertebral.

3. Inspire e abaixe a perna para o chão.

4. Expire enquanto estica e levanta a perna.

Repita dez vezes, descanse por trinta segundos e repita mais dez vezes. Vire-se para trabalhar o outro lado ou fazer toda a série de exercícios laterais.

Observações

— Não afrouxe o corpo entre os levantamentos, mantenha-se alongado do alto da cabeça ao cóccix e do quadril aos dedos dos pés.
— Mantenha a pelve estável, imóvel e simétrica.
— Os dois lados da cintura permanecem alongados e levantados. Lembre-se do Fator X (p. 47)!

— Tente não pressionar o braço de apoio.
— Mantenha a parte superior do corpo descontraída e simétrica; não se incline para a frente.
— Conserve a distância entre as orelhas e os ombros.

Torpedo (todos os níveis e nível intermediário)

O torpedo é, de longe, o melhor exercício do mundo para modelar a cintura! A Parte 2 exige muita força interna para levantar as pernas do chão simultaneamente, de modo que você deve primeiro praticar a Parte 1 e só depois de dominá-la passar à Parte 2.

PARTE 1 (TODOS OS NÍVEIS)

OBJETIVO
Trabalhar a cintura e os músculos internos.

Posição inicial
Deite-se de lado com o corpo reto, as pernas estendidas e paralelas, alinhadas ao corpo (ou adiante ligeiramente as pernas a partir dos quadris, pois isso torna o exercício mais fácil – ver fotos à direita). Os dedos dos pés devem ficar esticados. Estenda o braço de baixo sobre a cabeça, em linha com o tronco; o braço de cima se dobra diante do peito para dar apoio. A outra mão precisa estar alinhada ao peito ou à cintura; as escápulas, baixas; o cotovelo, aberto.

AÇÃO
1. Respire fundo, preenchendo toda a caixa torácica.

2. Expire, contraia-se e levante a perna de cima o mais alto que puder, sem mover a pelve.

3. Inspire e levante a outra perna, juntando ambas. Não deixe que elas recuem.

4. Expire e, comprimindo as pernas, abaixe-as para o chão lentamente, resistindo um pouco com a de baixo.

Repita dez vezes e passe ao próximo exercício de lateral ou repita do outro lado. Ver observações na página seguinte.

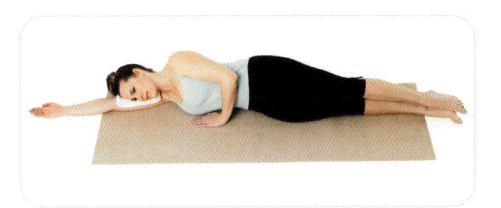

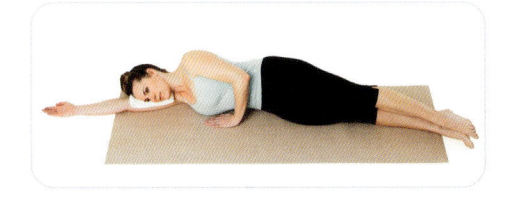

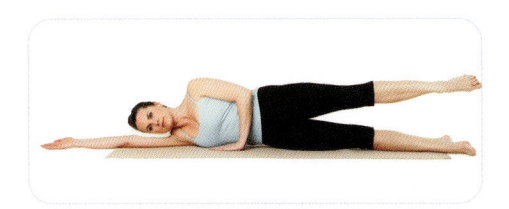

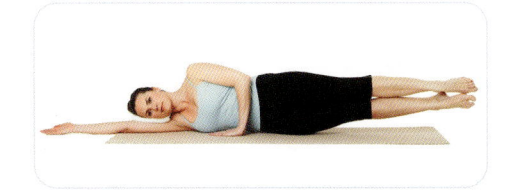

PARTE 2 (NÍVEL INTERMEDIÁRIO)

Posição inicial
A mesma.

AÇÃO
1. Respire fundo, preenchendo toda a caixa torácica.

2. Expire e contraia-se.

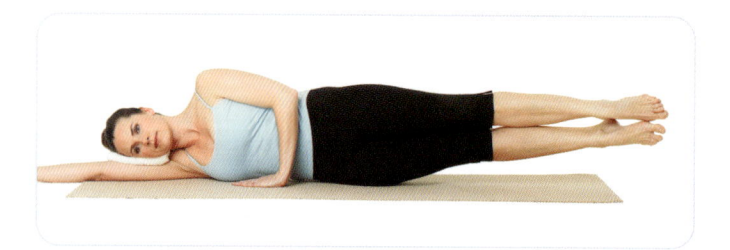

3. Inspire e levante as duas pernas do tapete o mais alto que puder, sem mover a pelve.

4. Expire e levante mais a perna de cima, distanciando o fêmur do quadril. A perna de baixo continua levantada.

5. Inspire e junte as duas pernas levantadas. Continue alongado e não permita que as costas se arqueiem ou que a cintura descaia.

6. Expire e abaixe as duas pernas, apertando uma contra a outra e resistindo um pouco com a de baixo.

Repita dez vezes e passe ao próximo exercício ou repita do outro lado.

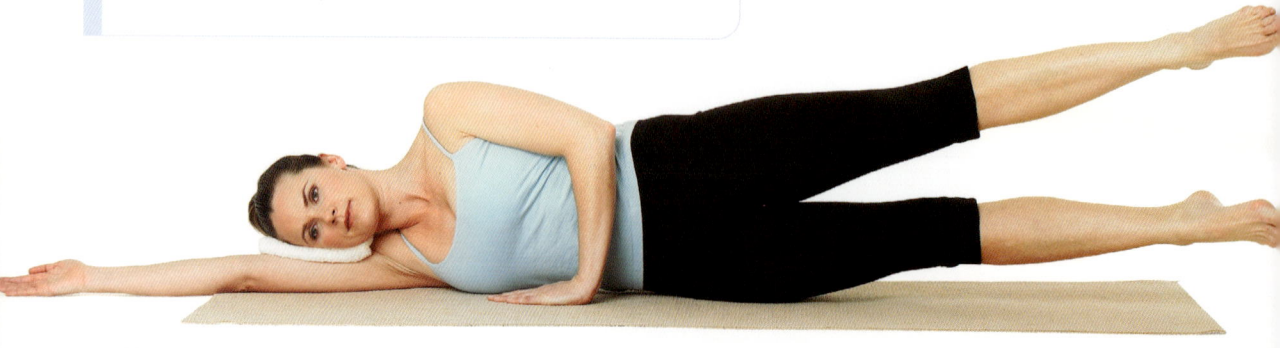

Observações

– Certifique-se de que as pernas não estão para trás; elas devem ficar em linha com o corpo ou um pouco à frente.
– Não levante demais a perna de cima a ponto de mover a pelve. Esta deve permanecer na posição neutra.
– Mantenha a cintura erguida e alongada; isso é importantíssimo.
– Procure não usar o braço de apoio para se erguer.
– Mantenha aberto o cotovelo do braço de apoio; o ombro precisa permanecer abaixado.
– Alongue o corpo todo, principalmente a cintura. Lembre-se do Fator X (p. 47).

os exercícios para perder peso

Torpedo com levantamento de abdutor
(nível avançado)

Este exercício vale por três! Nem é preciso dizer que representa um grande desafio.

OBJETIVO
Trabalhar a linha da cintura, os músculos internos e os músculos das partes de dentro e de fora das coxas.

Posição inicial
Deite-se de lado, com o corpo reto, as pernas paralelas e alinhadas ao corpo ou um pouco para a frente a partir dos quadris (isso facilita o exercício – ver as duas fotos do alto). Os dedos devem ficar esticados. Estenda o braço de baixo sob a cabeça, em linha com o tronco. O braço de cima se curva diante do peito.

AÇÃO

1. Respire fundo, preenchendo toda a caixa torácica.

2. Expire e contraia-se.

3. Inspire e levante as duas pernas do tapete, o mais alto que puder, sem mover a pelve.

4. Expire contando até cinco, levantando e abaixando a perna de cima até ela se encostar à de baixo. Procure distanciar o fêmur do quadril o máximo possível.

5. Inspire contando até cinco. Continue levantando e abaixando a perna. Mantenha-se alongado e não deixe que as costas se arqueiem ou que a cintura descaia.

6. Expire, aperte uma perna contra a outra ao esticá-las e trazê-las para o chão, resistindo com a de baixo. Se puder, repita o movimento e vire-se para o outro lado.

Releia as Observações de Torpedo Parte 2.

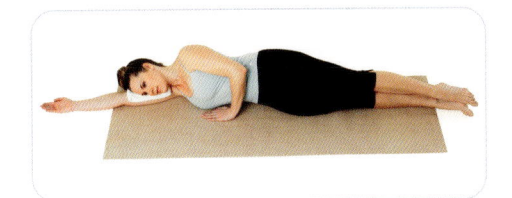

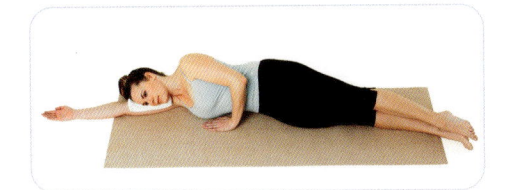

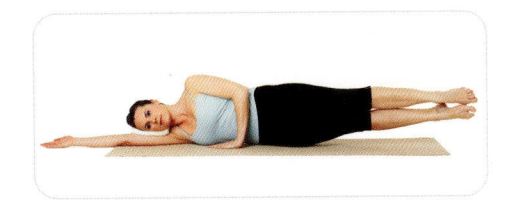

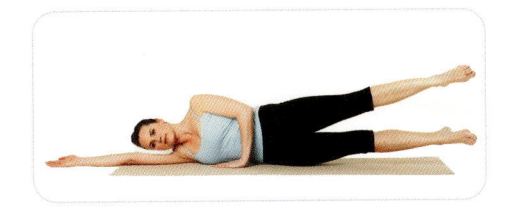

Flexão de quadril e estiramento de tendão
(todos os níveis)

Um agradável exercício de alongamento dos músculos da frente e de trás das coxas.

OBJETIVO
Alongar os flexores dos quadris e os tendões.

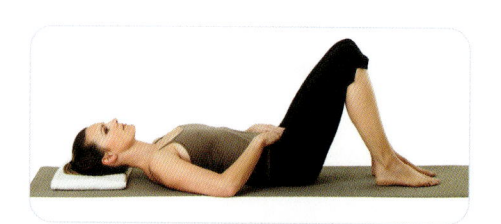

Posição inicial
Deite-se no tapete na Posição de Relaxamento.

AÇÃO
1. Respire fundo, preenchendo toda a caixa torácica. Expire, contraia-se e dobre um joelho na direção do peito. Inspire e segure o joelho dobrado por trás da coxa. Puxe-o em sua direção.

2. Expire e estique a outra perna sobre o tapete, em linha com o quadril. Inspire e certifique-se de que não se inclinou para o lado: firme-se com a nuca, a caixa torácica e a pelve.

3. Expire e, lentamente, comece a estender o joelho dobrado. Mantenha o cóccix em contato com o chão e a pelve simétrica. Estenda a perna até onde achar confortável (deverá sentir o estiramento no meio da parte traseira da coxa). Sustente o estiramento durante algumas respirações, relaxando o músculo em seguida.

4. Lentamente, dobre o joelho. Ao expirar, deslize a perna por cima do tapete e pouse a outra no chão, estabilizando-se enquanto se movimenta. Repita do outro lado.

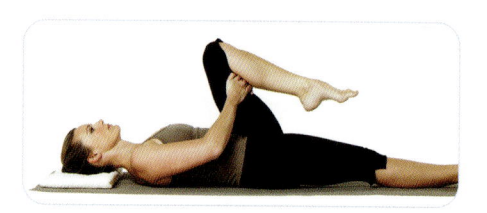

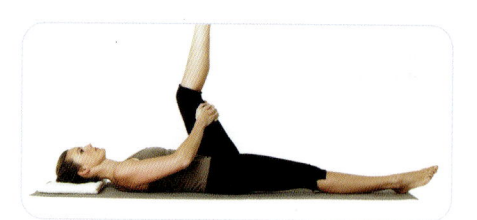

Observações

- Mantenha imóvel o joelho da perna que está esticando.
- Durante o alongamento, mantenha o tronco descontraído, cotovelos para fora e clavículas afastadas. Conserve a distância entre as orelhas e os ombros.

Inclinação para trás
(nível intermediário)

Para fazer este exercício de forma correta, você precisará mobilizar tudo o que aprendeu até agora. Não deve se inclinar para trás sem controlar o movimento com todos os seus músculos estabilizadores. Talvez queira fazer o exercício primeiro com as mãos nas nádegas, para sentir quanto trabalho elas precisam realizar a fim de manter o movimento sob controle. Evite o exercício caso tenha problemas nos joelhos.

OBJETIVO
Trabalhar todos os músculos estabilizadores do corpo, especialmente os glúteos. Trabalhar as coxas.

Posição inicial
Ajoelhe-se no tapete com os joelhos e pés paralelos, na largura dos quadris. Estenda os braços para a frente, na altura dos ombros, com as palmas voltadas para baixo. Estire os dedos e alongue-se até o alto da cabeça.

AÇÃO
1. Respire fundo, preenchendo toda a caixa torácica.

2. Expire, contraia-se e mova o corpo para trás numa linha reta.

3. Inspire e mantenha a posição.

4. Expire e, devagar, volte à posição vertical movendo-se em linha reta.

Repita seis vezes.

Observações

- É importante inclinar-se para trás em linha reta, numa só peça. Não curve as costas.
- Incline-se até onde consiga controlar o movimento.
- Imagine que as partes internas das coxas se atraem como ímãs.
- Contraia o corpo somente o necessário.

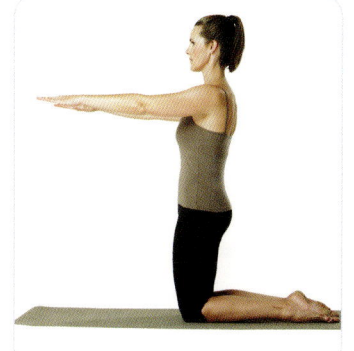

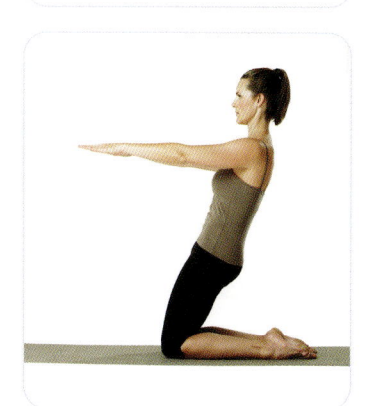

Inclinação lateral na posição ajoelhada
(todos os níveis e nível avançado)

Uma ótima maneira tanto de alongar quanto de fortalecer a cintura. Com esta versão, você fortalecerá também a parte interna das coxas.

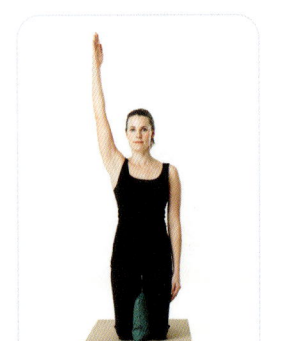

OBJETIVO
Articular a coluna vertebral em flexão lateral. Trabalhar e alongar os músculos da cintura.

Posição inicial
Ajoelhe-se com os joelhos em linha e uma pequena almofada entre as coxas. A pelve deve ficar voltada para a frente; os braços, pendentes ao lado do corpo. Durante o exercício, contraia-se e aperte a almofada.

AÇÃO
1. Inspire, levantando um braço para o lado e para cima da cabeça. Sinta as escápulas se abrindo e procure não curvar os ombros.

2. Expire, sempre com o corpo contraído, alongue-se e curve lateralmente a coluna vertebral, como se quisesse alcançar o canto superior da sala. Mantenha os quadris e os joelhos firmes (especialmente do lado oposto à inclinação).

3. Inspire, preenchendo toda a caixa torácica, e concentre-se no lado que está sendo alongado.

4. Ao expirar, trave a costela e mantenha o estiramento enquanto volta à posição vertical. Abaixe o braço.

Repita quatro vezes de cada lado.

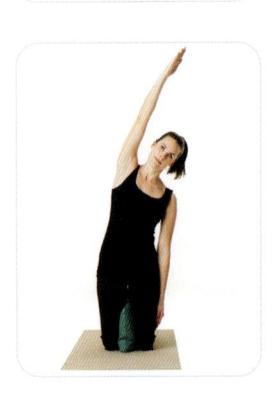

Observações
- Procure mover-se num único plano, sem se inclinar para a frente ou para trás. Faça como se deslizasse entre duas placas de vidro.
- Mantenha o tronco ereto.
- A cabeça se move naturalmente, como parte da coluna vertebral, portanto não a incline ainda mais. Olhe sempre para a frente.
- Mantenha a pelve firme e distribua o peso por igual entre os dois joelhos.
- Alongue os dois lados da cintura.

os exercícios para perder peso

PARTE 2 (NÍVEL AVANÇADO)

Com rotação

Esta versão envolve os movimentos tanto de flexão lateral quanto de rotação, o que requer muito controle. Sempre prepare seu corpo com um exercício de rotação antes de experimentar este. Evite-o caso tenha problemas nas costas.

AÇÃO
Siga as instruções 1-3 e mais estas:

4. Expire. Lentamente, gire a parte superior do corpo, movendo a costela inferior para trás de modo a terminar de frente para o chão. Mantenha o braço em contato com a orelha e a parte superior do corpo retorcida.

5. Inspire e, lentamente, porém de modo controlado, volte à posição vertical.

Repita três vezes de cada lado.

Observações

– Mantenha a almofada apertada entre os joelhos, com os quadris firmes.
– Mantenha a pelve voltada para a frente.
– Quando a costela inferior se virar para trás, contraia esse lado da cintura; sentirá um agradável estiramento no lado oposto.
– O movimento para trás acontece em espiral.

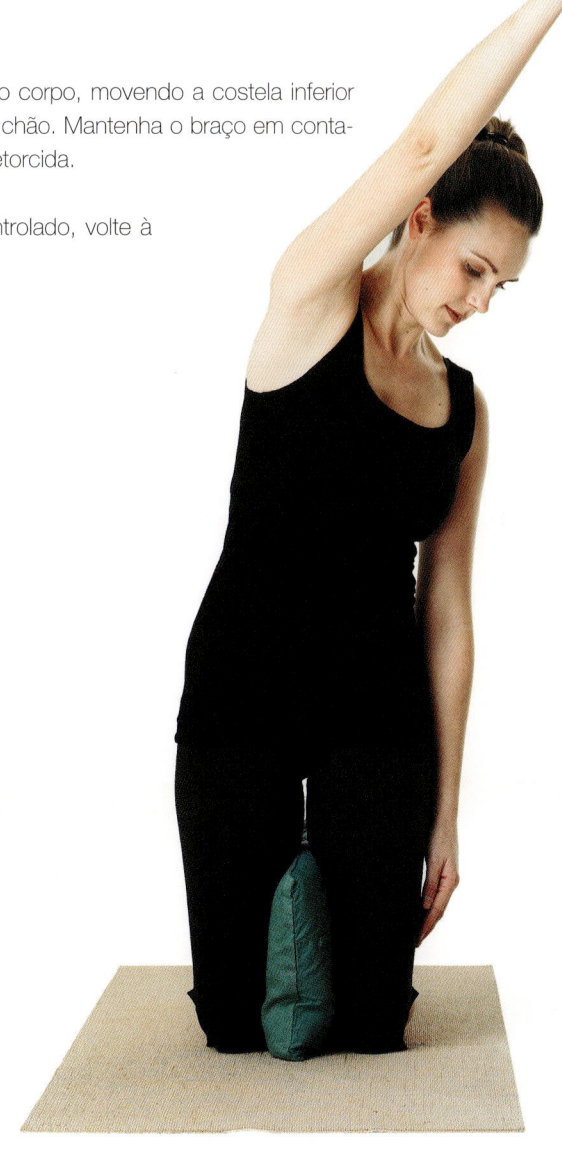

Inclinação lateral com curvatura dos joelhos
(todos os níveis)

Este exercício funciona muito bem porque dá mesmo a sensação de "oposição". Ou seja, enquanto empurra o chão com os pés, procura alcançar o teto com as pontas dos dedos. É uma sensação bastante agradável. Um excelente exemplo do "efeito oposição"!

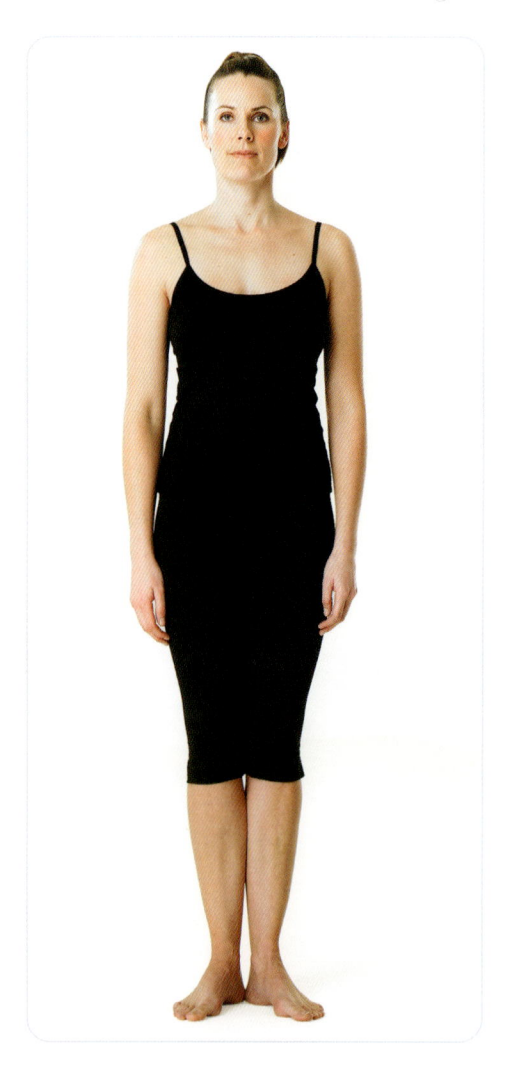

OBJETIVO
Trabalhar e alongar a cintura. Trabalhar a parte interna das coxas, os músculos das nádegas e as panturrilhas.

Posição inicial
Fique de pé, com as pernas voltadas para fora a partir dos quadris. Os pés formam um pequeno "V". Essa é a chamada Postura Pilates. A pelve deve ficar toda voltada para a frente. Os braços pendem ao lado do corpo. Contraia-se.

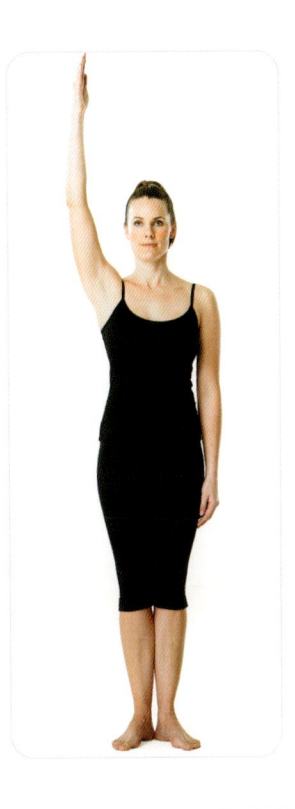

AÇÃO

1. Inspire, levantando um braço para o lado e para o alto. Sinta as escápulas se afastando ao executar esse movimento e cuide para não erguer o ombro como no exercício de Braços Flutuantes (p. 38).

2. Expire e alongue o corpo como se quisesse alcançar o canto superior da sala, inclinando lateralmente a coluna vertebral enquanto dobra os joelhos. Firme-se nos quadris e pés.

3. Inspire, preenchendo toda a caixa torácica, concentrando-se no lado que alongou.

4. Ao expirar, trave esse lado da caixa torácica e continue se estirando enquanto volta à posição vertical, esticando ao mesmo tempo as pernas.

5. Inspire e abaixe o braço.

Repita quatro vezes de cada lado.

Observações

- Ao curvar os joelhos, direcione-os para o centro de cada pé. Não curve demais.
- Mantenha o cóccix direcionado para o chão, a fim de não arrebitar o bumbum!
- Ao endireitar os joelhos, imagine que está empurrando o chão com os pés e esticando as pernas com a força da parte interna das coxas.
- Ao alongar-se, faça trabalhar os dois lados da cintura.
- Saiba onde concentrar-se: quando se inclinar para a esquerda, encha os dois lados da caixa torácica, porém mantenha o foco no pulmão direito. Ao expirar, trave o lado direito da caixa torácica, pois assim voltará com mais facilidade à posição vertical.
- Lembre-se das Observações para a Inclinação Lateral na Posição Ajoelhada (p. 90).

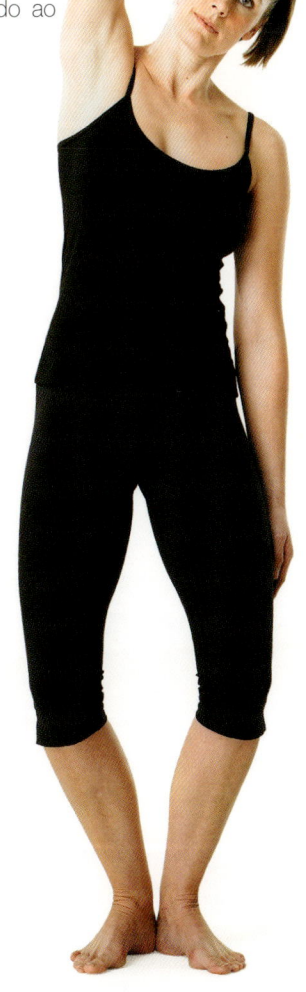

Rotação com curvatura dos joelhos

(todos os níveis e nível intermediário)

Este exercício segue, em linhas gerais, o anterior, mas agora, em vez de se inclinar para o lado, você irá girar a coluna vertebral.

OBJETIVO

Girar a coluna vertebral, alongando-a com estabilidade. Trabalhar a parte interna das coxas, os músculos das nádegas e as panturrilhas.

PARTE 1 (TODOS OS NÍVEIS)

Posição inicial

Fique de pé com as pernas voltadas para fora a partir dos quadris. Os pés formam um pequeno "V" (Postura de Pilates, ver p. 92). A pelve fica toda voltada para a frente. Levante os braços diante do peito, à altura dos ombros, as palmas para dentro como se você estivesse abraçando uma grande árvore.

os exercícios para perder peso

AÇÃO

1. Inspire e alongue a coluna vertebral.

2. Expire, contraia-se um pouco e gire o tronco para a direita, mantendo imóveis o braço esquerdo e a pelve. Ao mesmo tempo, curve os joelhos, firmando-se nos quadris e pés.

3. Inspire e volte ao centro, estirando as pernas ao mesmo tempo.

Repita quatro vezes de cada lado.

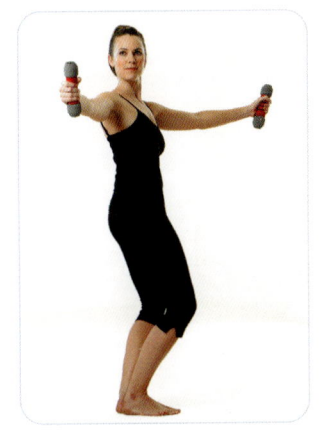

PARTE 2
(NÍVEL INTERMEDIÁRIO)

Transforme este num exercício de nível intermediário usando halteres leves de cerca de 0,5 kg.

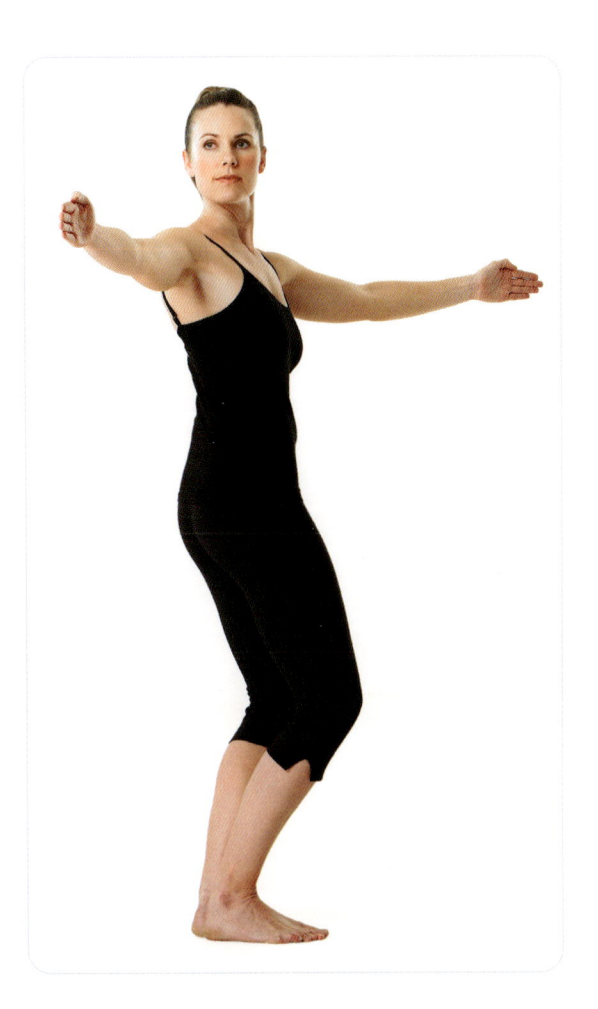

Observações

— Ao curvar os joelhos, direcione-os para o centro de cada pé. Mantenha o cóccix apontado para o chão, para não empinar o bumbum.
— Ao endireitar os joelhos, imagine que está empurrando o chão com os pés e esticando as pernas com a força da parte interna das coxas.
— Imagine estar girando em volta de um eixo central, que é sua coluna vertebral. Imagine também que a caixa torácica gira em volta da coluna vertebral.

— A cabeça se move naturalmente, como parte da coluna vertebral. Gire primeiro os olhos, depois a cabeça e o pescoço, e vá descendo – ao voltar ao centro, faça o contrário.
— Mantenha ambos os lados da cintura igualmente alongados.
— Imagine que os braços são erguidos e sustentados por baixo.
— Mantenha os braços abertos com sua curva natural, os cotovelos apontando para fora e não para baixo.

Tríceps e bíceps
(todos os níveis)

A beleza deste exercício é que ele trabalha tanto a parte da frente quanto a de trás dos braços.

OBJETIVO

Fortalecer os bíceps e os tríceps. Se você usar uma almofada, fortalecerá também a parte interna das coxas.

EQUIPAMENTO Um haltere. Você pode comprar ou improvisar um com uma lata de conservas ou um rolo de macarrão. O peso deve orçar entre 1 kg e 3,5 kg. Obviamente, comece com o peso menor e vá aumentando. Poderá também apertar uma almofada entre os joelhos se quiser trabalhar a parte interna das coxas.

Posição inicial

Deite-se na Posição de Relaxamento. Segure o haltere com a mão direita, o braço erguido à altura do ombro, a palma para dentro. Apoie o braço com a mão esquerda. Antes de começar, afaste as clavículas. Respire normalmente durante todo o exercício.

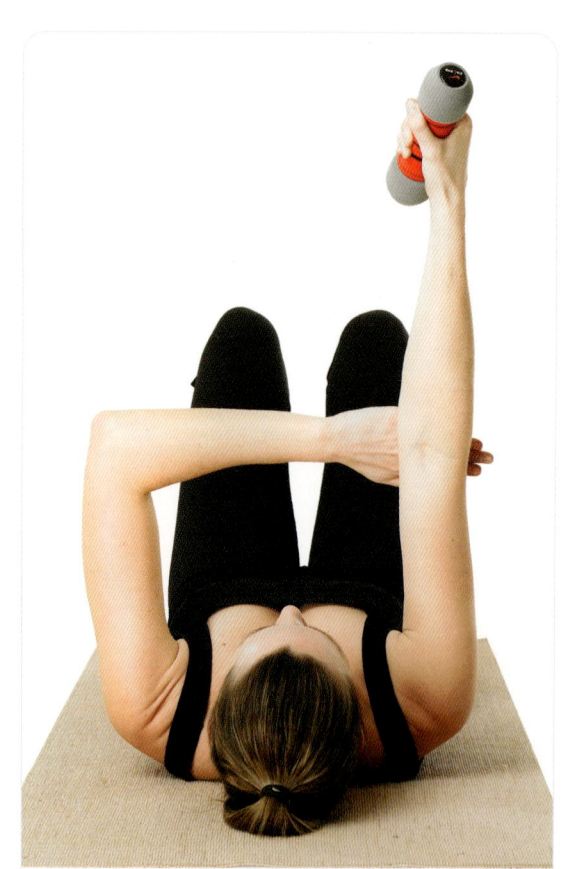

Observações

– Segure o haltere com força. Mantenha os pulsos firmes e em bom alinhamento.
– Descontraia o pescoço e as escápulas.
– Se estiver apertando a almofada entre os joelhos, procure não mover a pelve ou os quadris.

AÇÃO

1. Lentamente, abaixe o haltere na direção do ombro direito, mantendo o braço imóvel.

2. Lentamente, estique de novo o braço em toda a sua extensão, mas sem travar o cotovelo.

3. Vire o braço de modo que a palma fique virada para fora e os nós dos dedos voltados para você.

4. Lentamente, abaixe o haltere na direção do ombro esquerdo, mantendo o braço imóvel.

5. Estique de novo o braço.

6. Devolva o braço à Posição Inicial, ou seja, com a palma para dentro.

Repita a sequência dez vezes com cada braço.

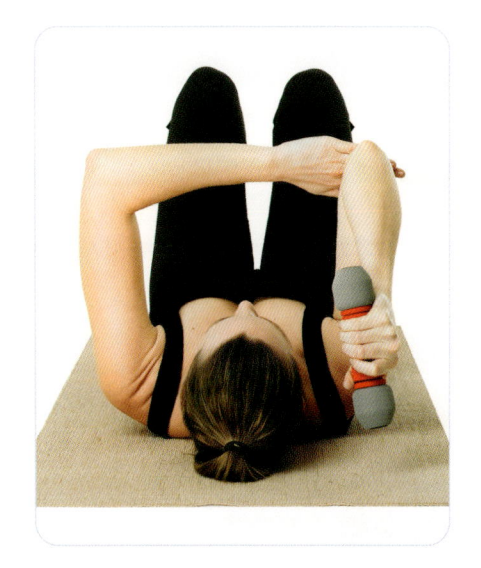

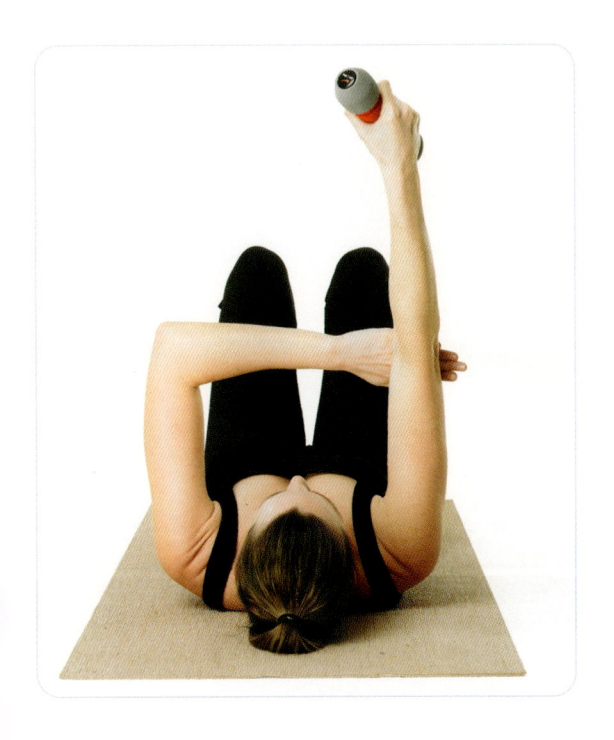

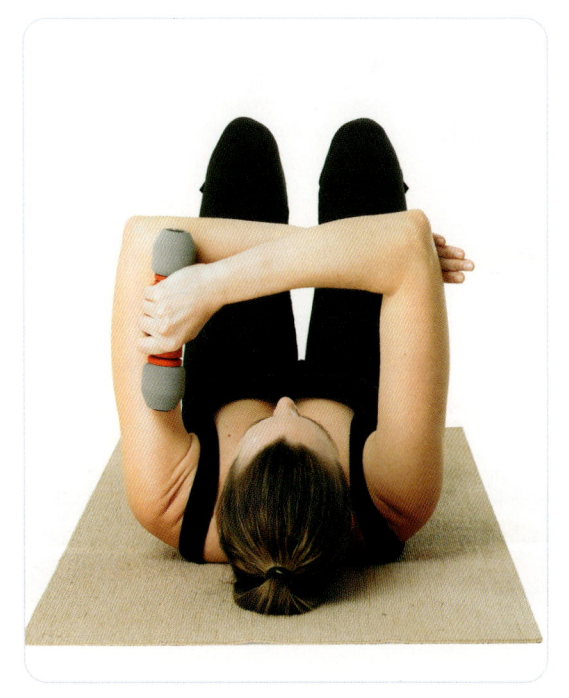

Preparação da cobra
(todos os níveis)

Este é um exercício dos mais importantes do programa. Você deve ter notado que até agora demos vários exercícios de flexão (inclinação para a frente) da coluna vertebral. Este emprega a extensão (inclinação para trás) da coluna vertebral para equilibrar o corpo.

OBJETIVO
Alongar suavemente a coluna vertebral e fortalecer os músculos da parte superior das costas.

Posição inicial
Deite-se de bruços com o corpo reto, as pernas abertas um pouco além da largura dos quadris. Vire as pernas para fora a partir das articulações dos quadris. Pouse as palmas sobre o tapete, com os polegares na altura do nariz. Os cotovelos devem estar curvados em ângulos retos; as clavículas, afastadas.

AÇÃO
1. Respire, preenchendo toda a caixa torácica, e alongue a coluna vertebral.

2. Expire, contraia-se um pouco e imagine que tenta empurrar uma bolinha de vidro com o nariz, de modo a erguer um pouco a cabeça do tapete e olhar diretamente para a frente. Depois de alinhar a cabeça à coluna vertebral, continue se curvando para trás até levantar o peito do tapete, sentindo o tórax se esticar para a frente.

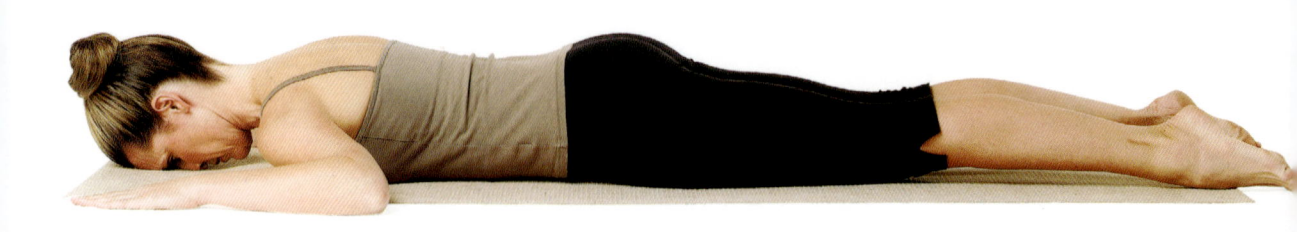

Observações

- Procure usar os músculos situados ao longo do comprimento da coluna vertebral para estirar-se. As escápulas se abaixarão naturalmente quando você se erguer, mas tente não usá-las para fazer esse movimento.
- Nesta versão, a parte inferior da caixa torácica permanece em contato com o tapete.
- Os antebraços ficam em contato com o chão, mas sem pressioná-lo – isso seria trapacear.
- Conserve a distância entre as orelhas e os ombros.
- Erga um pouco os abdominais do tapete, estirando o cóccix. Isso impedirá "beliscões" na parte inferior das costas.
- Se sentir algum "beliscão", coloque uma toalha dobrada sob o abdome para dar apoio à coluna lombar.
- Evite impulsionar a cabeça para trás. O normal é terminar o exercício olhando para o chão, mas um pouco à frente.

3. Inspire e mantenha a posição. Force as coxas para longe dos quadris. Os músculos das nádegas entrarão automaticamente em ação.

4. Expire e alongue-se. Abaixe a coluna vertebral, mantendo seu alinhamento.

Repita oito vezes.

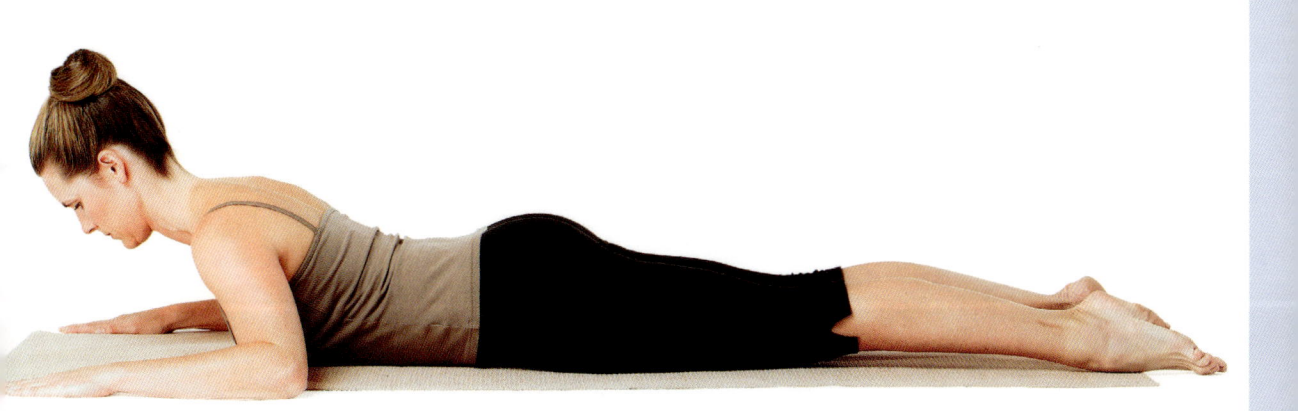

Chute com uma perna
(todos os níveis e nível intermediário)

Este é um exercício com várias finalidades: fazemos o alongamento da parte anterior das coxas enquanto trabalhamos a parte posterior. A ação de chutar, aqui, deve ser rápida. Talvez você prefira praticar algumas vezes com velocidade menor, para adquirir o controle do movimento; depois, irá acelerar os chutes, mas sempre de maneira controlada. Evite o exercício caso tenha problemas nos joelhos.

PARTE 1 (TODOS OS NÍVEIS)

Objetivo
Alongar a parte anterior das coxas e, ao mesmo tempo, trabalhar a parte posterior.

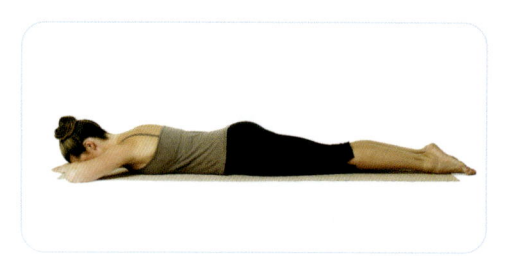

Posição inicial
Deite-se de bruços com o corpo reto, as pernas juntas, as partes internas das coxas em contato e os dedos dos pés esticados. Pouse os braços no chão, em formato de diamante, de modo que os dedos fiquem no centro da testa. Pouse a cabeça nos braços.

AÇÃO
1. Respire fundo, preenchendo toda a caixa torácica.

2. Expire, contraia-se e puxe rapidamente o calcanhar esquerdo na direção das nádegas, mantendo os dedos ligeiramente esticados. Sem abaixar o pé, dê dois chutes (a ênfase é no movimento "para dentro"). Mantenha imóvel a perna que não está em ação.

3. Ao expirar, abaixe lentamente a perna esquerda até o chão, levantando ao mesmo tempo a direita, de modo que uma passe rapidamente pela outra. Mantenha os joelhos em contato com o tapete.

Repita oito vezes com cada perna.

Observações
- Certifique-se de que o calcanhar se movimentará na direção do centro das nádegas. Peça a alguém para observar se você está fazendo o movimento da maneira certa.
- Ao abaixar a perna, alongue-se a partir da frente dos quadris, mas mantenha os ossos ilíacos e o osso pubiano em contato com o chão.
- Evite que a pelve deslize para a frente.

PARTE 2 (NÍVEL INTERMEDIÁRIO)

Este exercício também pode ser feito com a parte superior do corpo na posição da Preparação da Cobra (p. 98). É a versão clássica original, muito eficiente porque adiciona outro movimento de extensão ao programa a fim de contrabalançar os exercícios de flexão no programa principal.

OBJETIVO
O mesmo, porém com alongamento abdominal.

Posição inicial
Deite-se de bruços em linha com as pernas, que devem ficar juntas. Pouse as mãos diante da cabeça, com os cotovelos na largura dos ombros. Pressione levemente para baixo e, bem devagar, alongue-se encurvando a parte superior do corpo a partir do alto da cabeça, de modo a afastar um pouco o peito do chão. Não deixe que a parte inferior das costas se abaixe: use os abdominais profundos para apoiá-la.

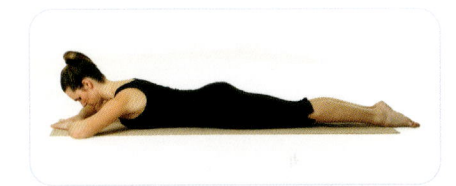

AÇÃO
1. Respire fundo, preenchendo toda a caixa torácica.

2. Expire, contraia-se e puxe rapidamente o calcanhar direito na direção do centro das nádegas, mantendo os dedos dos pés estirados. Sem abaixar o pé, faça dois movimentos rápidos (como antes).

3. Ao expirar, estique lentamente a perna direita até o chão e levante ao mesmo tempo a esquerda, de modo que passem rapidamente uma pela outra. Repita oito vezes com cada perna. Expire e abaixe a parte superior do corpo.

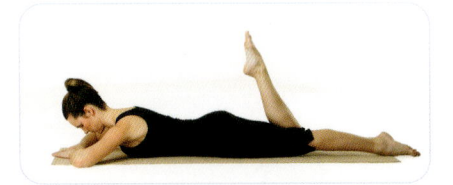

Observações

As mesmas de antes, mais estas:
- Para estirar-se, use os músculos ao longo do comprimento da coluna vertebral.
- Os antebraços permanecem em contato com o chão, mas sem ser pressionados.
- Conserve a distância entre as orelhas e os ombros.
- Puxe os abdominais para cima e estenda o cóccix. Isso evita "beliscões" na parte inferior das costas.
- Se sentir algum "beliscão", experimente pôr uma toalha dobrada sob o abdômen para dar apoio à coluna lombar.
- Evite erguer a cabeça. O normal é terminar o exercício olhando para o chão, mas um pouco à frente.

O dardo e variações

Este exercício não pode faltar em nenhum programa de Pilates. Suas variações o enriquecem e propiciam desafios extras. Isso aumenta o potencial de desenvolvimento muscular e, portanto, ajuda a perder peso. No ponto 4 da Ação há inúmeras instruções. Familiarize-se com cada elemento antes de praticar o exercício. Também é importante lembrar o que foi aprendido na Preparação do Dardo (p. 40).

O dardo (todos os níveis)

OBJETIVO
Fortalecer as costas. Tonificar as nádegas e a parte interna das coxas.

Posição inicial
Deite-se de bruços, com o corpo em linha reta. Coloque uma almofada baixa ou uma toalha dobrada sob a testa, para que possa respirar sem problemas. Estenda os braços ao longo do corpo, com as palmas para cima. As pernas devem ficar juntas e paralelas aos dedos dos pés esticados.

AÇÃO
1. Respire fundo, preenchendo toda a caixa torácica, e imagine que há uma bolinha de vidro no tapete, junto ao seu nariz.

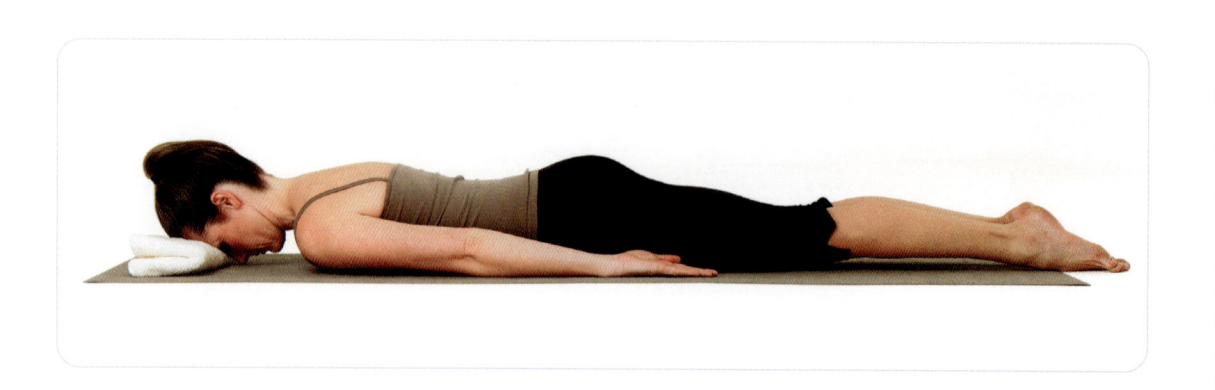

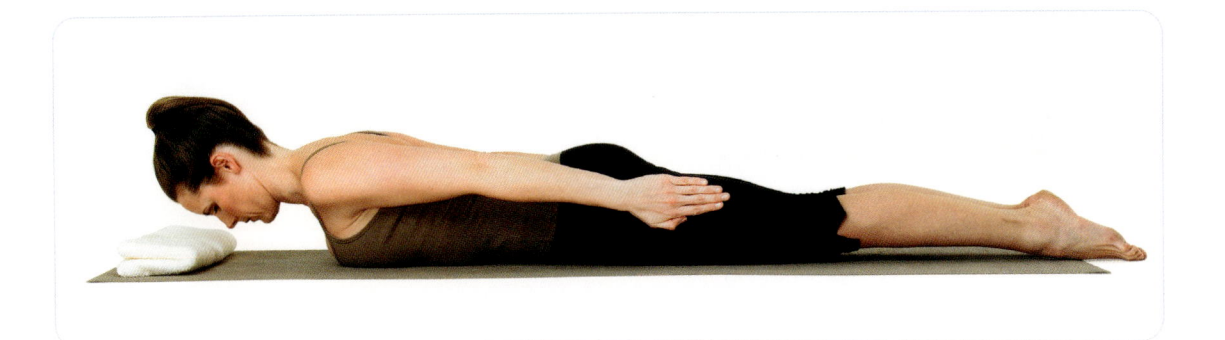

2. Expire e contraia-se um pouco. Alongue-se a partir do alto da cabeça enquanto rola a bolinha no tapete até alinhar a cabeça à coluna vertebral. Ao mesmo tempo, afaste lentamente as clavículas.

3. Inspire.

4. Expire e continue se alongando a partir do alto da cabeça enquanto gira os braços na direção do corpo, os dedos estirados na direção dos pés. Ao fazer isso, suas escápulas descerão um pouco. Mobilize ao mesmo tempo as nádegas e a parte interna das coxas, mantenha os pés em contato com o chão e, devagar, comece a estirar a parte superior do corpo. Os dedos deslizarão na direção dos pés. Alongue-se mais. Olhe para o chão. Não erga muito a parte superior do corpo (apenas alguns centímetros).

5. Inspire e procure sentir toda a extensão do corpo, da ponta dos dedos dos pés ao alto da cabeça.

6. Expire e abaixe o tronco. Descontraia as pernas.

Repita oito vezes e volte à Posição de Descanso (p. 107).

Observações

- Encolha os abdominais e distenda o cóccix. Se sentir algum "beliscão" na parte inferior das costas, ponha uma toalha dobrada sob a barriga, pois isso ajuda a alongar essa parte.
- Procure não usar as escápulas para estirar as costas. Use apenas os músculos da parte superior das costas.
- Não levante a cabeça. Não desvie o olhar do tapete.
- Procure não aproximar as escápulas.
- Este exercício pode ser feito também com os pés na largura dos quadris, paralelos ou voltados para fora.

Dardo com braços flutuantes
(nível intermediário e nível avançado)

Esta variação do Dardo apresenta o desafio novo de mover os braços. Amplia o movimento de alavanca e exige mais dos músculos da parte superior das costas. Você pode manter os braços na altura dos ombros ou erguê-los sobre a cabeça (o que elevará o nível do exercício).

POSIÇÃO INICIAL
A mesma.

AÇÃO
Siga as instruções 1-2 acima e mais estas:

3. Inspire e erga um braço de lado até a altura do ombro ou sobre a cabeça.

4. Expire e erga o outro braço.

5. Inspire e abaixe o primeiro braço.

6. Expire e abaixe o outro braço.

7. Inspire e, lentamente, abaixe o tronco, descontraindo as nádegas e as pernas.

Repita quatro vezes, alternando os braços.

Observações

As mesmas de antes, mais estas:
- Ao erguer o braço, lembre-se de tudo o que aprendeu com o exercício Braços Flutuantes (p. 38).
- Você precisará se contrair para cima quando os braços estiverem levantados.
- Conserve a distância entre as orelhas e os ombros.
- Mantenha as costas estiradas – não abaixe o tronco.
- Mantenha a cabeça e o pescoço alinhados à coluna vertebral.

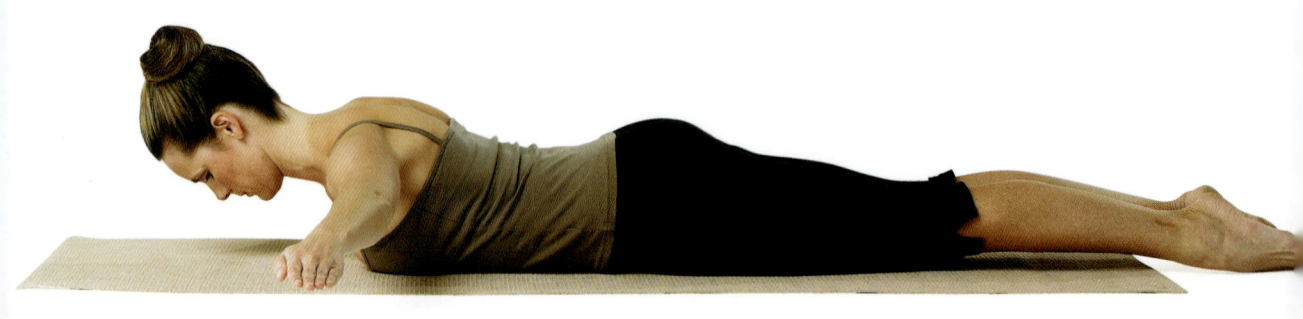

os exercícios para perder peso

Dardo com inclinação lateral
(nível intermediário)

Esta variação do Dardo permite trabalhar também a cintura.

OBJETIVO
Trabalhar os músculos das costas, cintura, nádegas e parte interna das coxas.

Posição inicial
A mesma.

AÇÃO
Siga as instruções 1-5 do Dardo e mais estas:

6. Expire, ainda contraído, e deslize a mão direita pelo lado do corpo, na direção do pé. O peito deve ficar distanciado do chão quando o corpo se inclinar para a direita.

7. Inspire e volte ao centro.

8. Expire e incline-se para o outro lado.

9. Inspire e volte ao centro.

10. Expire e abaixe o tronco. Descontraia as nádegas e a parte interna das coxas.

Repita quatro vezes.

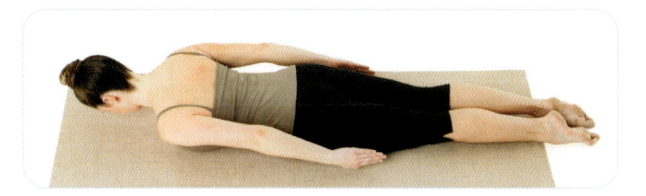

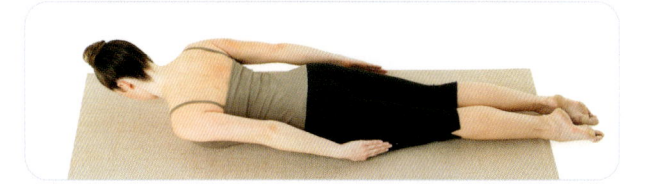

Observações

– Ao inclinar-se para o lado, tente fazê-lo num plano (não gire, não suba mais o tronco nem o abaixe).
– Procure não usar as escápulas para alongar as costas; use os músculos das costas.
– A cabeça se move juntamente com a coluna vertebral.
– Tente não aproximar as escápulas.
– Mantenha os pés no chão.
– Se sentir algum incômodo na parte inferior das costas, pare. Este exercício pode ser feito também mantendo os pés na largura dos quadris, com os músculos das coxas e nádegas descontraídos.

Variação da estrela (todos os níveis)

Um exercício bom para tudo. Seu alvo são as nádegas, mas também ajuda a melhorar a postura, além de trabalhar os músculos da parte superior das costas.

OBJETIVO

Tonificar as nádegas e alongar os músculos extensores das costas. Se achar desconfortável deitar-se sobre o estômago, coloque uma almofada pequena sob o abdome para apoiar as costas.

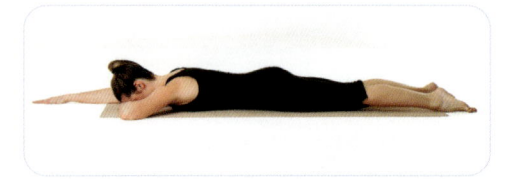

Posição inicial

Deite-se de bruços, as pernas voltadas para fora a partir dos quadris e na largura destes. Dobre o braço esquerdo e pouse a testa sobre ele. Estenda o braço direito para fora, um pouco além da largura do ombro. Mantenha a distância entre as orelhas e os ombros. Descontraia a parte superior do corpo.

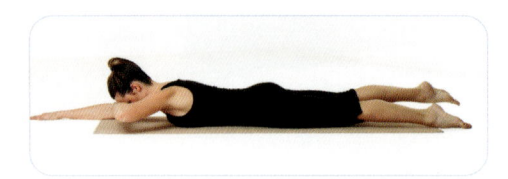

AÇÃO

1. Inspire e prepare-se. Alongue a coluna vertebral.

2. Expire, contraia-se um pouco e levante devagar a parte superior das costas. O braço esquerdo e a cabeça acompanham esse movimento. Simultaneamente, estenda e erga a perna a não mais que 5 cm do chão.

3. Inspire e mantenha a posição.

4. Expire e alongue o corpo todo enquanto abaixa o braço, a cabeça e a perna.

Repita cinco vezes; mude de braço e perna, e repita outras cinco.

Observações

— Mantenha os quadris em contato com o chão.
— Imagine que o fêmur realmente está se afastando da articulação do quadril.
— O erro mais comum é levantar demais a perna. Pense mais na extensão do que na altura.
— Não tente erguer o tronco com a força do braço em descanso. Use, para isso, os músculos da coluna vertebral e da parte mediana das costas.

Posição de descanso
(todos os níveis)

A maneira natural de alongar as costas depois de qualquer exercício de extensão dessa área (inclinação para trás).

Evite a Posição de Descanso caso tenha problemas nos joelhos, pois poderá comprimir a articulação. Talvez prefira colocar uma almofada sob os joelhos.

OBJETIVO
Estirar as costas e a parte interna das coxas.

Posição inicial
Fique de quatro, com os pés juntos e os joelhos afastados.

AÇÃO
Devagar, recue na direção das nádegas. Evite erguer a cabeça ou as mãos até se sentar sobre (não entre) os calcanhares. Descanse e relaxe nessa posição. Mantenha os braços estendidos para obter o máximo de estiramento. Sinta a expansão da parte de trás de sua caixa torácica enquanto respira fundo.

Quanto mais separados estiverem os joelhos, mais estiramento sentirá na parte interna das coxas.

Nessa posição, respire fundo dez vezes, direcionando o ar para a parte de trás da caixa torácica.

Como sair da Posição de Descanso
Ao expirar, contraia-se um pouco e desfaça lentamente a postura. Imagine que está abaixando o cóccix e adiantando o púbis. Reconstitua a linha da coluna vertebral, vértebra por vértebra, até ficar ereto (a cabeça é a última a se endireitar). Lenta e conscientemente, saia da posição.

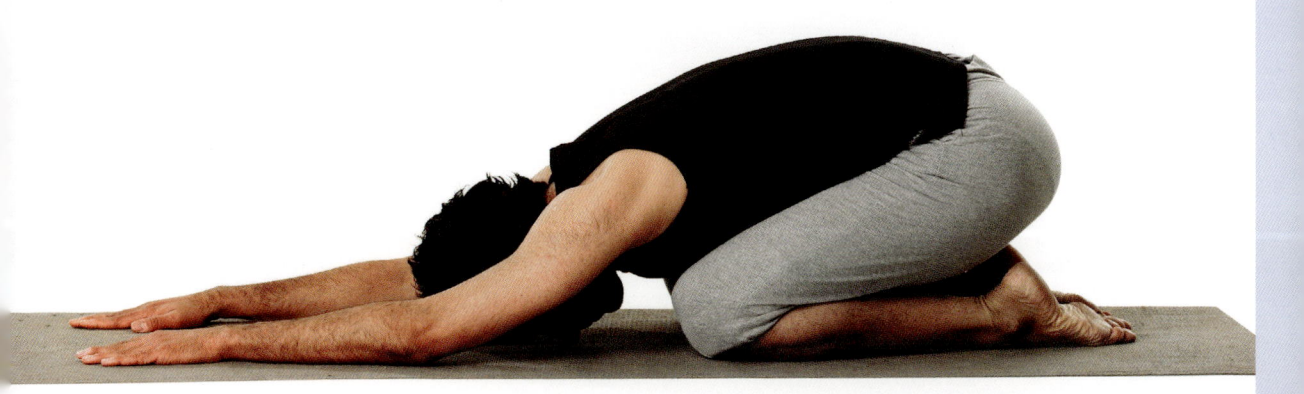

As séries

Neste capítulo, veremos como organizar Exercícios para Perder Peso em séries equilibradas. Para ajudar, sugiro três séries cronometradas para cada nível de aptidão: Todos os Níveis, Nível Intermediário e Nível Avançado. Os tempos, de 15, 30 e 60 minutos, são aproximados. Siga os exercícios da esquerda para a direita na página.

SÉRIES PARA TODOS OS NÍVEIS

Série de 15 minutos

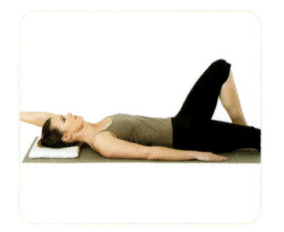

A estrela-do-mar (p. 43)

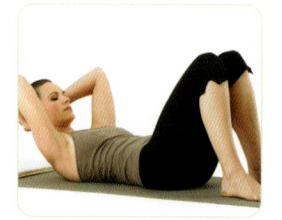

Flexões básicas (p. 46)

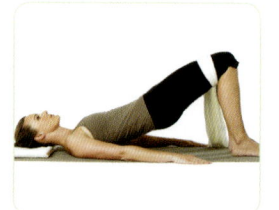

Flexão da coluna vertebral com lenço (p. 52)

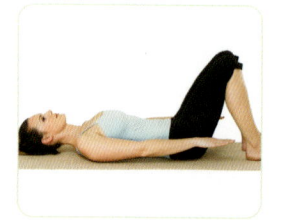

O cem parte 1 ou 2 (p. 58)

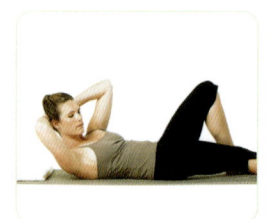

Flexão oblíqua com deslizamento de perna (p. 56)

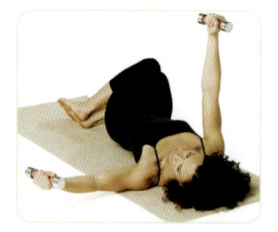

Giro de quadril com levantamento de um só braço (p. 69)

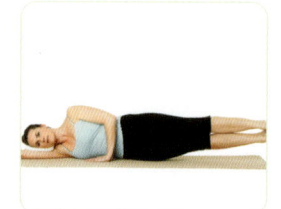

Torpedo parte 1 (p. 85)

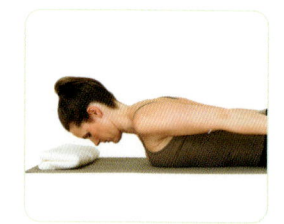

O dardo (p. 102)

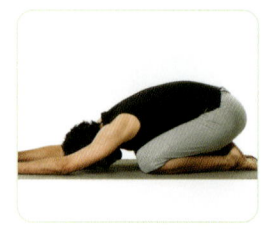

Posição de descanso (p.107)

Programe cerca de 150 minutos de Pilates semanalmente. Não se sinta tentado a fazer mais que isso, pois incluirá também algumas atividades cardiovasculares (ver p. 138).

SÉRIES PARA TODOS OS NÍVEIS

Série de 30 minutos

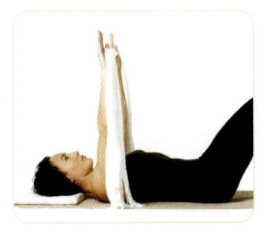

Curvatura de joelhos com lenço parte 1 (p. 51)

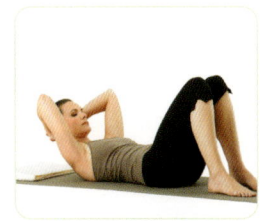

Flexões básicas (p. 46)

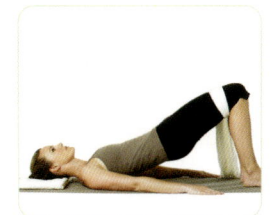

Flexão da coluna vertebral com lenço (p. 52)

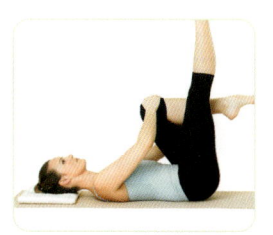

Estiramento de uma perna parte 1 ou 2 (p. 63)

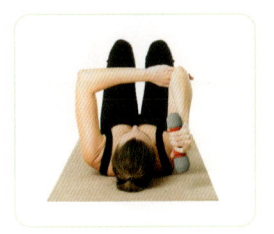

Tríceps e bíceps (p. 96)

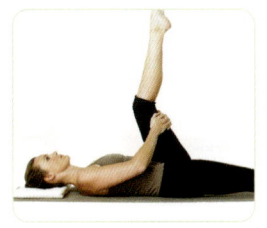

Flexão de quadril e estiramento de tendão (p. 88)

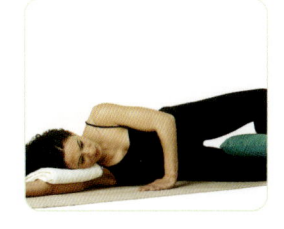

Ostra (p. 78)

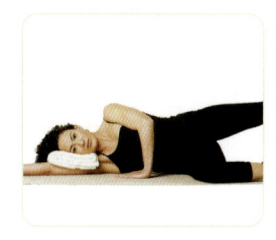

Levantamento lateral para a parte externa da coxa (p. 82)

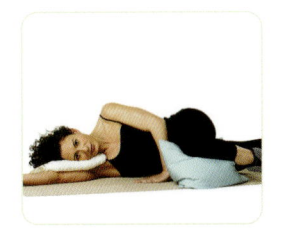

Levantamento lateral para a parte interna da coxa (p. 83)

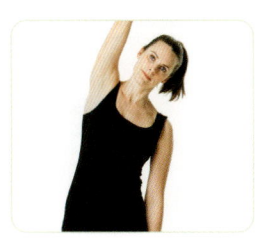

Inclinação lateral na posição ajoelhada (p. 90)

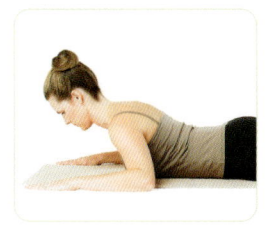

Preparação da cobra (p. 98)

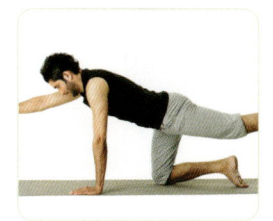

Tampo de mesa parte 1 e 2 (p. 73)

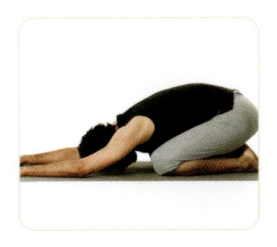

Posição de descanso (p.107)

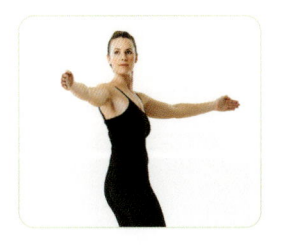

Rotação com curvatura dos joelhos (p. 94)

pilates para perder peso

SÉRIES PARA TODOS OS NÍVEIS

Série de 60 minutos

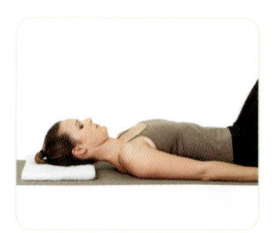

Giro de pescoço e inclinação cervical (p. 44)

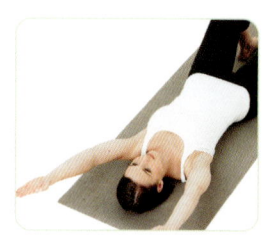

Oclusão da caixa torácica com deslizamento de perna (p. 49)

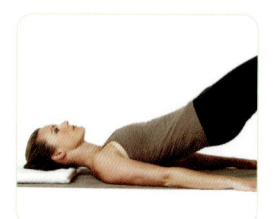

Flexão da coluna vertebral com lenço (p. 52)

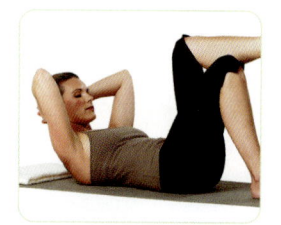

Flexão com mergulho dos dedos (p. 54)

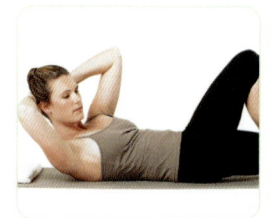

Flexão oblíqua com deslizamento de perna (p. 56)

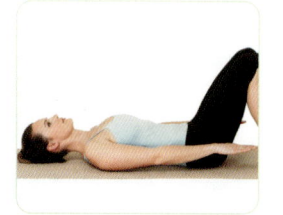

O cem parte 1 ou 2 (p. 58)

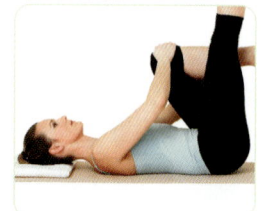

Estiramento de uma perna parte 1 ou 2 (p. 63)

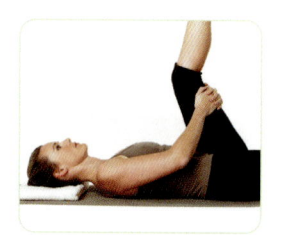

Flexão de quadril e estiramento de tendão (p. 88)

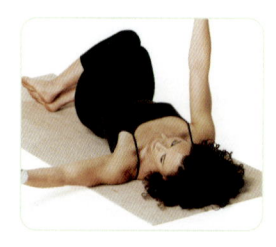

Giro de quadril com levantamento de um só braço (p. 69)

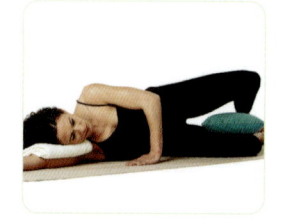

Ostra (p. 78)

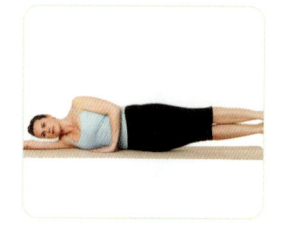

Torpedo parte 1 (p. 85)

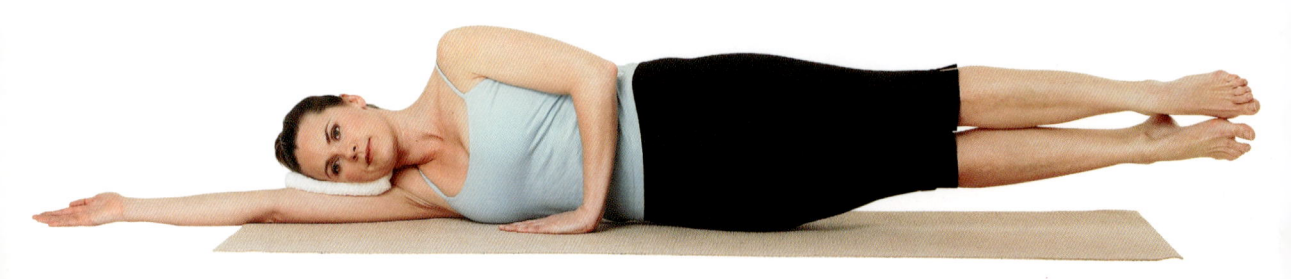

as séries

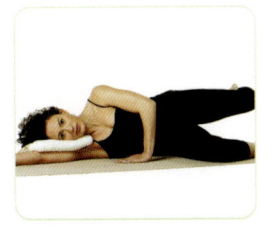

Chutes em posição lateral para a frente e para trás parte 1 (p. 80)

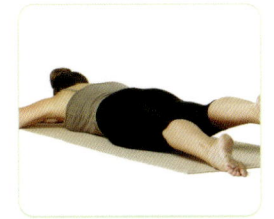

Círculos de estrela (p. 70)

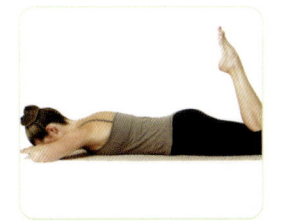

Chute com uma perna parte 1 (p. 100)

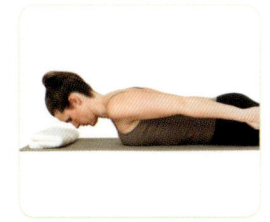

O dardo (p. 102)

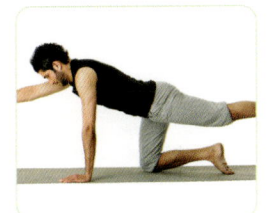

Tampo de mesa (p. 73)

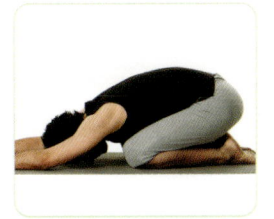

Posição de descanso (p. 107)

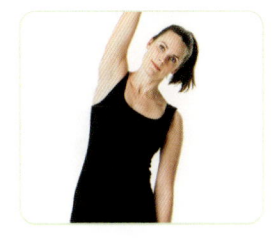

Inclinação lateral na posição ajoelhada parte 1 (p. 90)

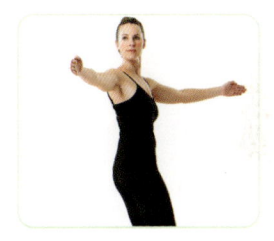

Rotação com curvatura dos joelhos parte 1 (p. 94)

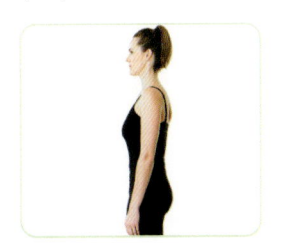

Posição ereta (p. 19)

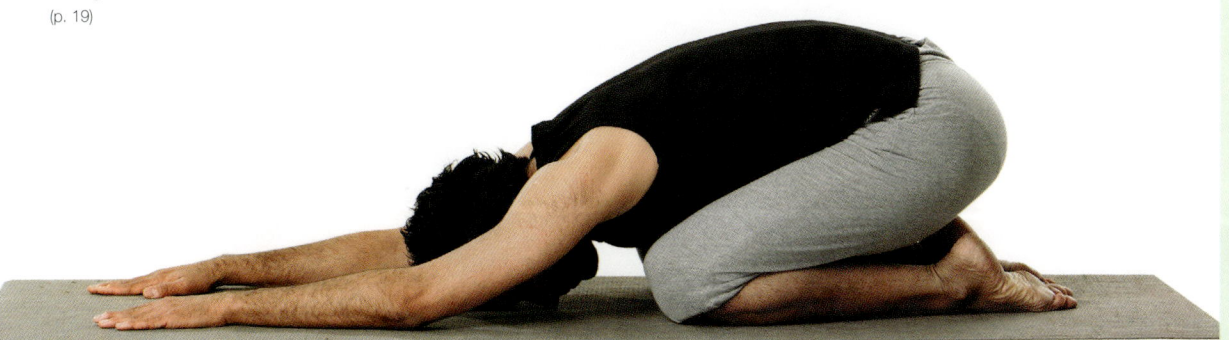

pilates para perder peso

SÉRIES INTERMEDIÁRIAS

Série de 15 minutos

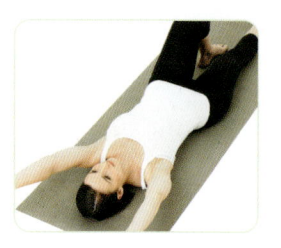

Oclusão da caixa torácica com deslizamento de perna (p. 49)

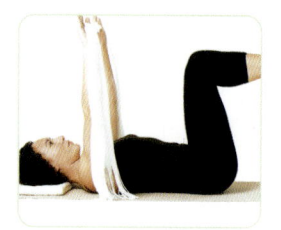

Curvatura de joelhos com lenço parte 2 (p. 51)

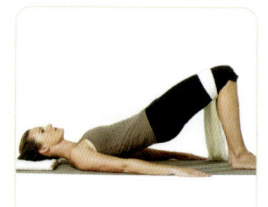

Flexão da coluna vertebral com lenço (p. 52)

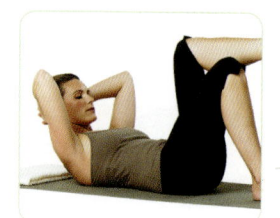

Flexão com mergulho dos dedos parte 2 (p. 55)

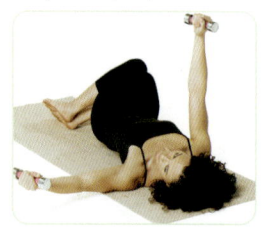

Giro de quadril com levantamento de um só braço (p. 69)

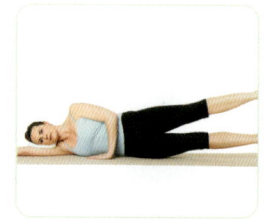

Torpedo parte 2 (p. 86)

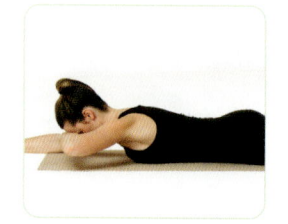

Variação da estrela (p. 106)

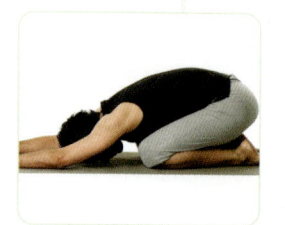

Posição de descanso (p. 107)

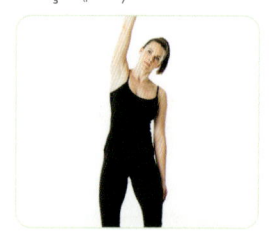

Inclinação lateral com curvatura dos joelhos (p. 92)

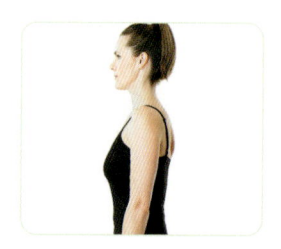

Posição ereta (p. 19)

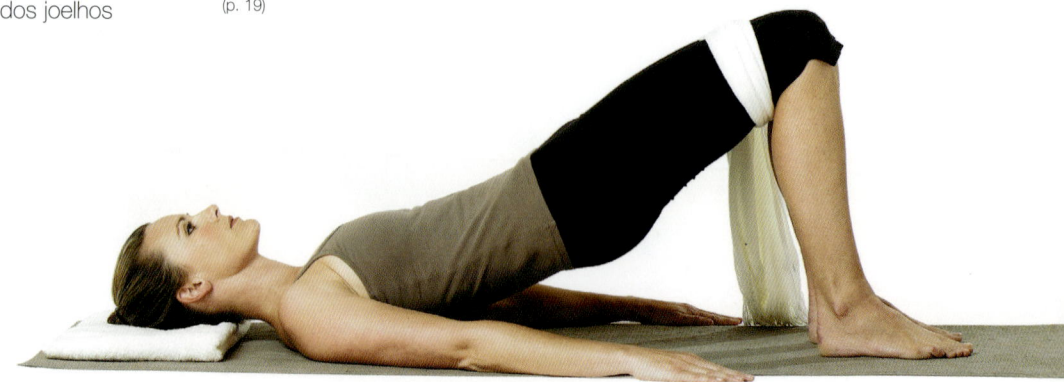

SÉRIES INTERMEDIÁRIAS

Série de 30 minutos

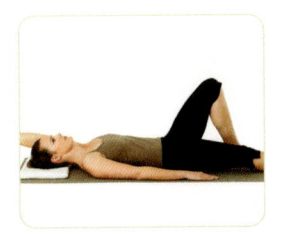

A estrela-do-mar
(p. 43)

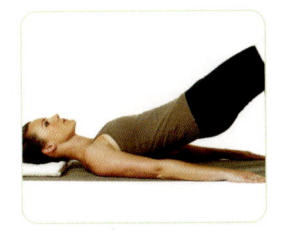

Flexão da coluna vertebral com lenço (p. 52)

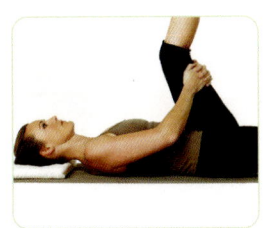

Flexão de quadril e estiramento de tendão (p. 88)

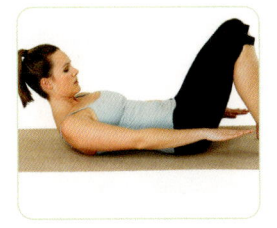

Variação do cem
(p. 60)

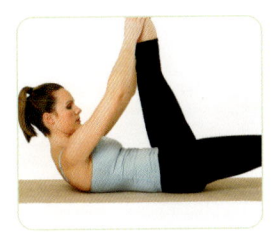

Tesouras parte 1
(p. 67)

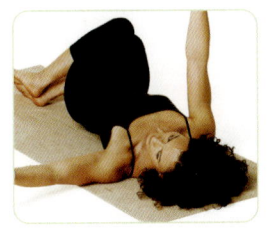

Giro de quadril com levantamento de um só braço (p. 69)

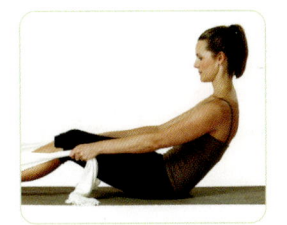

Inclinação para trás com lenço parte 1 (p. 71)

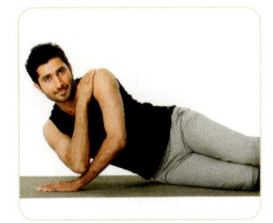

Pressão lateral para cima
(p. 75)

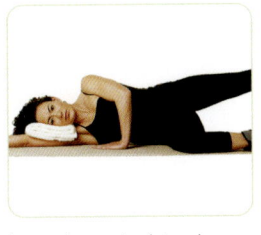

Levantamento lateral para a parte externa da coxa (ambos os lados) (p. 82)

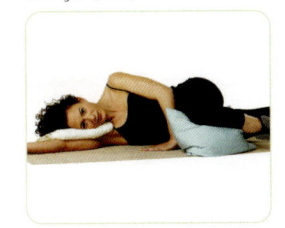

Levantamento lateral para a parte interna da coxa (ambos os lados) (p. 83)

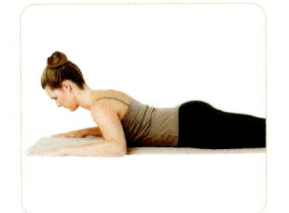

Preparação da cobra
(p. 98)

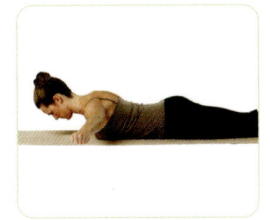

Dardo com braços flutuantes (p. 104)

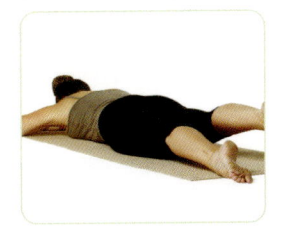

Círculos de estrela
(p. 70)

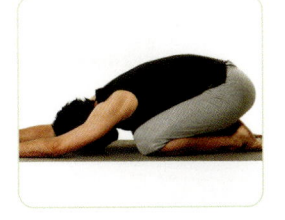

Posição de descanso
(p. 107)

SÉRIES INTERMEDIÁRIAS

Série de 60 minutos

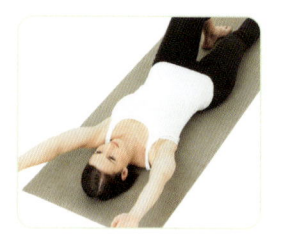

Oclusão de caixa torácica com deslizamento de perna (p. 49)

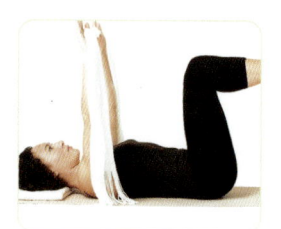

Curvatura de joelhos com lenço parte 2 (p. 51)

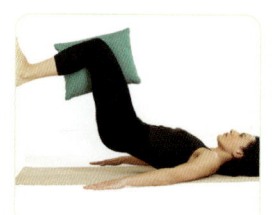

Tonificante poderoso das nádegas (p. 57)

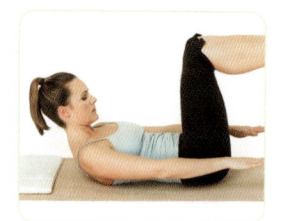

O cem parte 3 (p. 61)

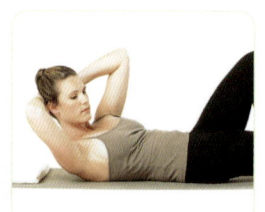

Flexão oblíqua com deslizamento de perna (p. 56)

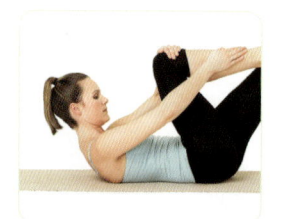

Estiramento de uma perna parte 3 (p. 65)

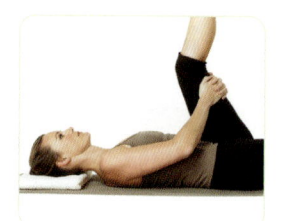

Flexão de quadril e estiramento de tendão (p. 88)

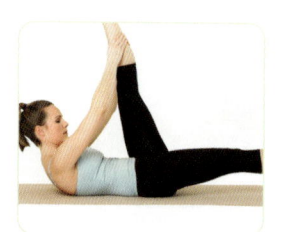

Tesouras parte 1 (p. 67)

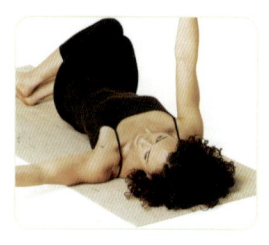

Giro de quadril com levantamento de um só braço (p. 69)

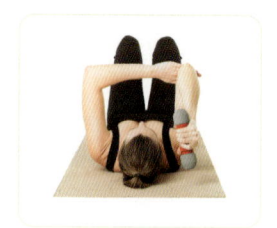

Tríceps e bíceps (p. 96)

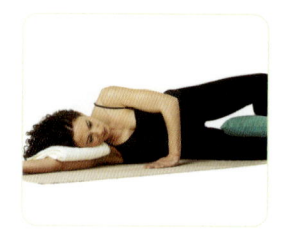

Ostra (p. 78)

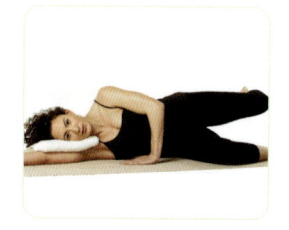

Chutes em posição lateral para a frente e para trás (ambos os lados) (p. 80)

as séries

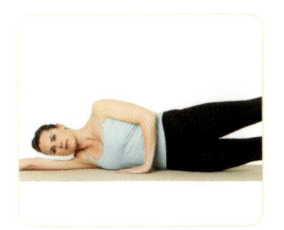

Torpedo parte 2
(p. 86)

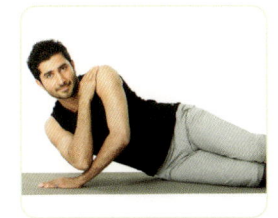

Pressão lateral para cima
(p. 75)

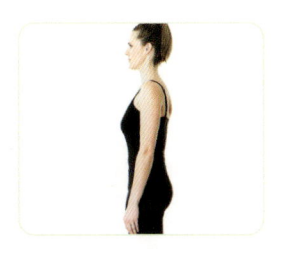

Posição ereta
(p. 19)

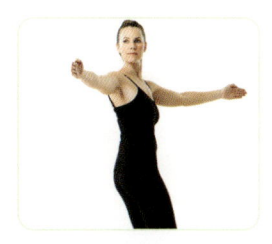

Rotação com curvatura
do joelho (p. 94)

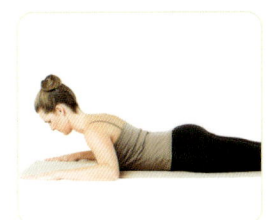

Preparação da cobra
(p. 98)

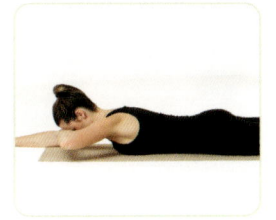

Variação da estrela
(p. 106)

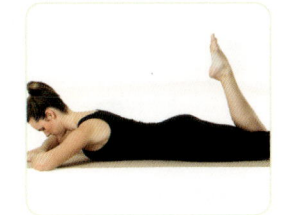

Chute com uma perna
(p. 100)

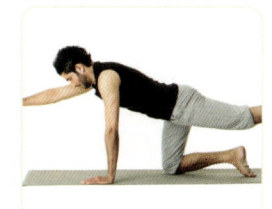

Tampo de mesa
(p. 73)

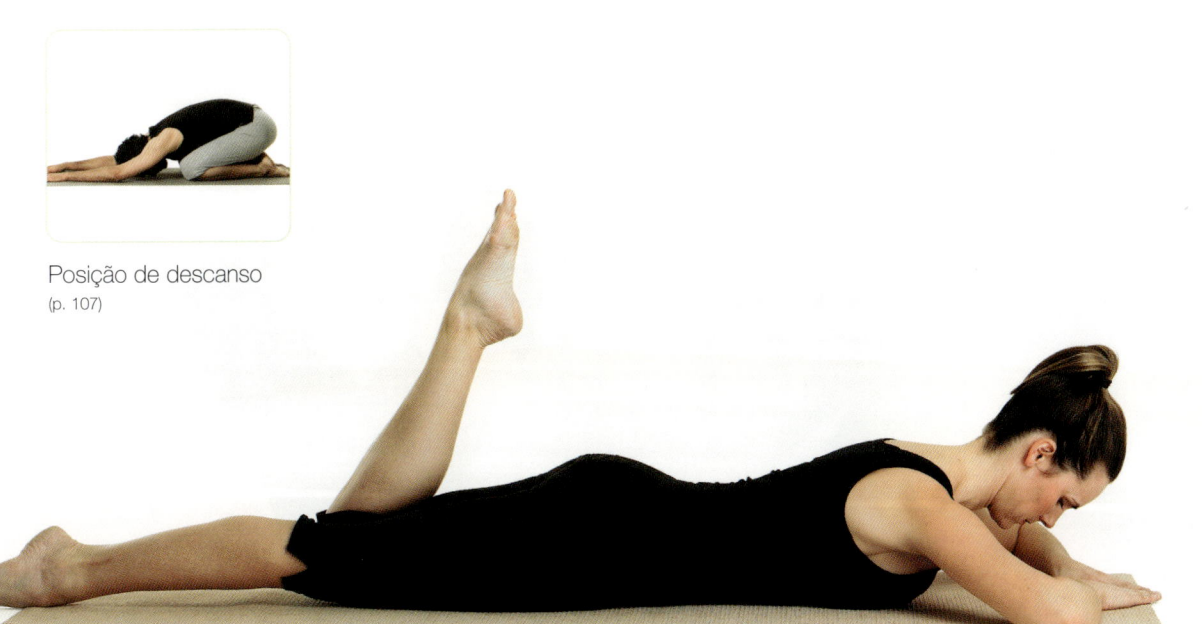

Posição de descanso
(p. 107)

pilates para perder peso

SÉRIES DE NÍVEL AVANÇADO

Série de 15 minutos

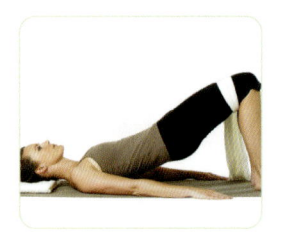

Flexão da coluna vertebral com lenço (p. 52)

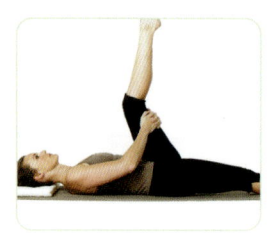

Flexão de quadril e estiramento de tendão (p. 88)

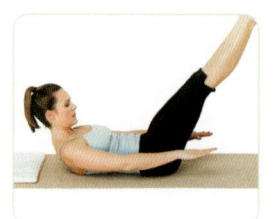

O cem parte 4 (p. 62)

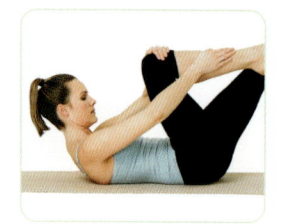

Estiramento de uma perna parte 3 (p. 65)

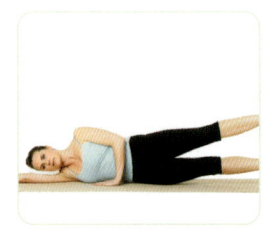

Torpedo com levantamento de abdutor (p. 87)

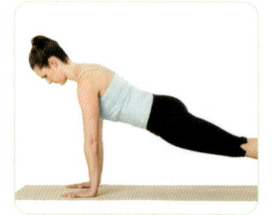

Preparação de frente para estiramento da perna (p. 76)

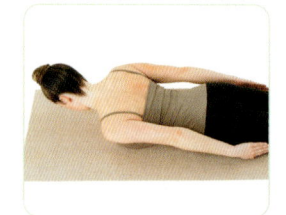

Dardo com inclinação lateral (p. 105)

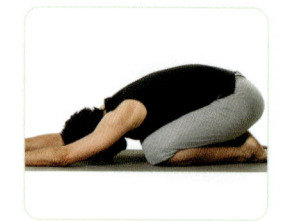

Posição de descanso (p. 107)

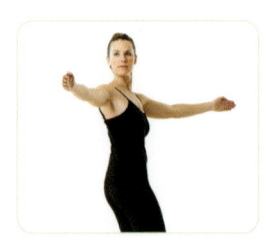

Rotação com curvatura de joelho (p. 94)

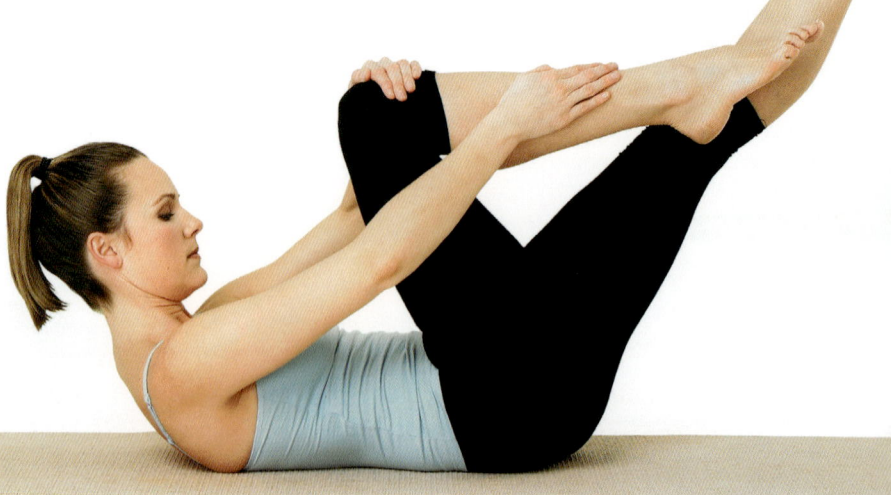

SÉRIES DE NÍVEL AVANÇADO

Série de 30 minutos

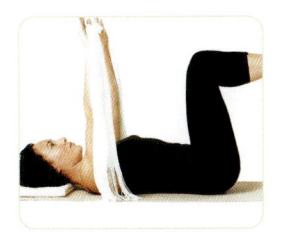

Curvatura de joelhos com lenço (p. 51)

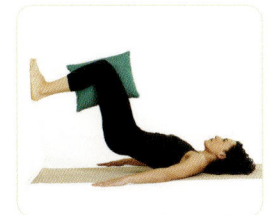

Tonificante poderoso das nádegas (p. 57)

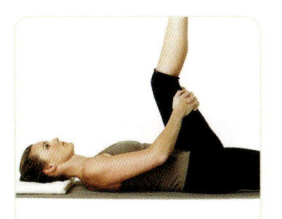

Flexão de quadril e estiramento de tendão (p. 88)

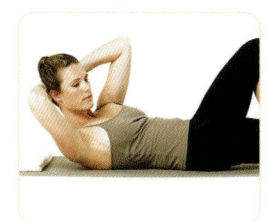

Flexão oblíqua com deslizamento de perna (p. 56)

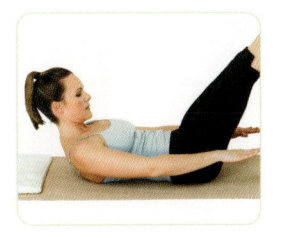

O cem parte 4 (p. 62)

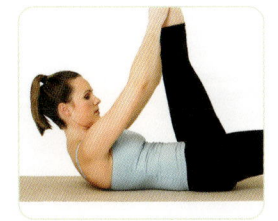

Tesouras parte 2 (p. 68)

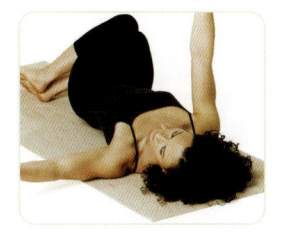

Giro de quadril com levantamento de um só braço (p. 69)

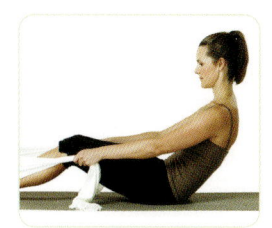

Inclinação para trás com lenço parte 2 (p. 72)

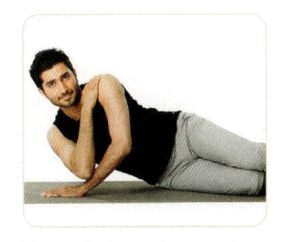

Pressão lateral para cima (p. 75)

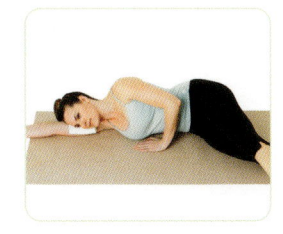

Chutes em posição lateral para a frente e para trás parte 2 (p. 81)

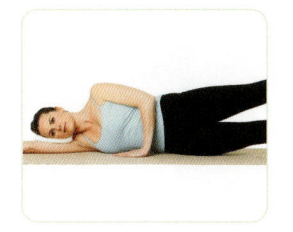

Torpedo com levantamento de abdutor (ambos os lados) (p. 87)

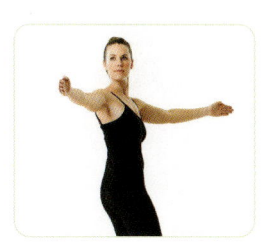

Rotação com curvatura de joelho (p. 94)

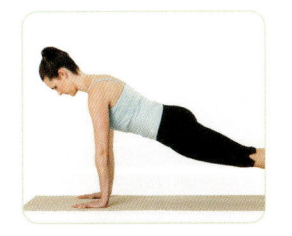

Estiramento da perna (de frente) com flexão dos braços (p. 77)

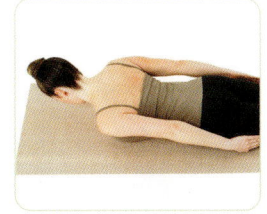

Dardo com inclinação lateral (p. 105)

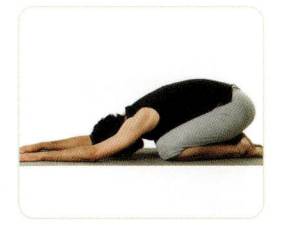

Posição de descanso (p. 107)

pilates para perder peso

SÉRIES DE NÍVEL AVANÇADO

Série de 60 minutos

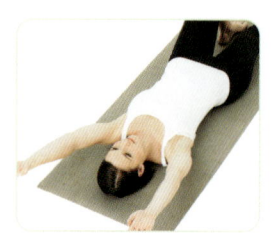

Oclusão da caixa torácica com deslizamento de perna (p. 49)

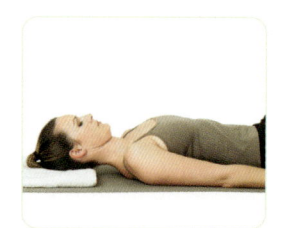

Giro de pescoço e inclinação cervical (p. 44)

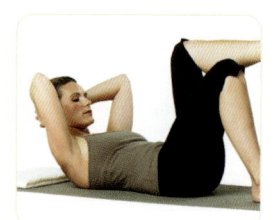

Flexão com mergulho dos dedos parte 3 (p. 55)

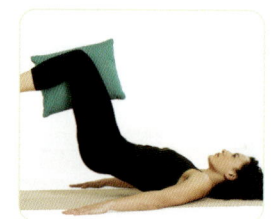

Tonificante poderoso das nádegas (p. 57)

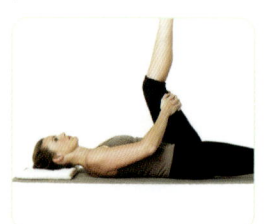

Flexão de quadril e estiramento de tendão (p. 88)

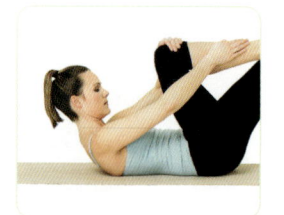

Estiramento de uma perna parte 3 (p. 65)

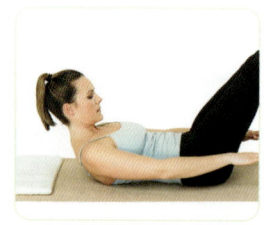

O cem parte 4 (p. 62)

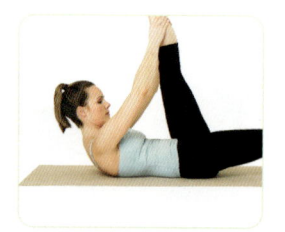

Tesouras parte 2 (p. 68)

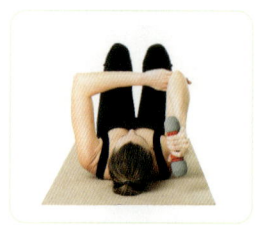

Tríceps e bíceps (p. 96)

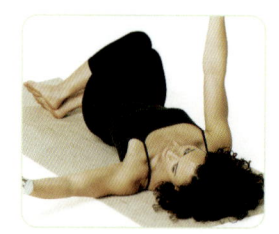

Giro de quadril com levantamento de um só braço (p. 69)

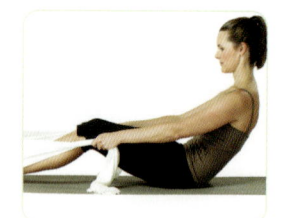

Inclinação para trás com lenço parte 2 (p. 72)

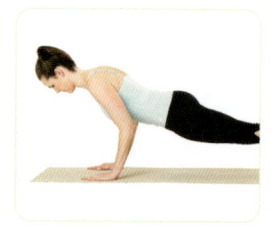

Estiramento de perna (de frente) com flexão dos braços (p. 77)

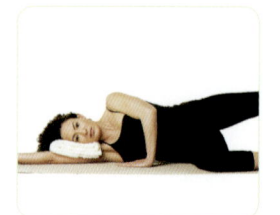

Levantamento lateral para a parte externa da coxa (ambos os lados) (p. 82)

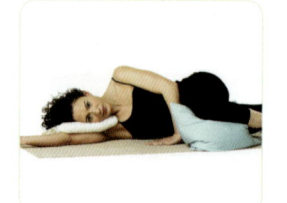

Levantamento lateral para a parte interna da coxa (ambos os lados) (p. 83)

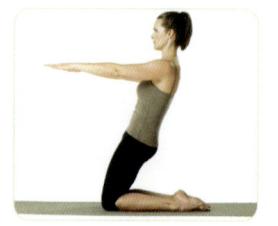

Inclinação para trás (p. 89)

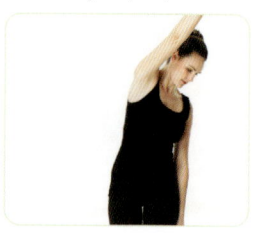

Inclinação lateral na posição ajoelhada (p. 91)

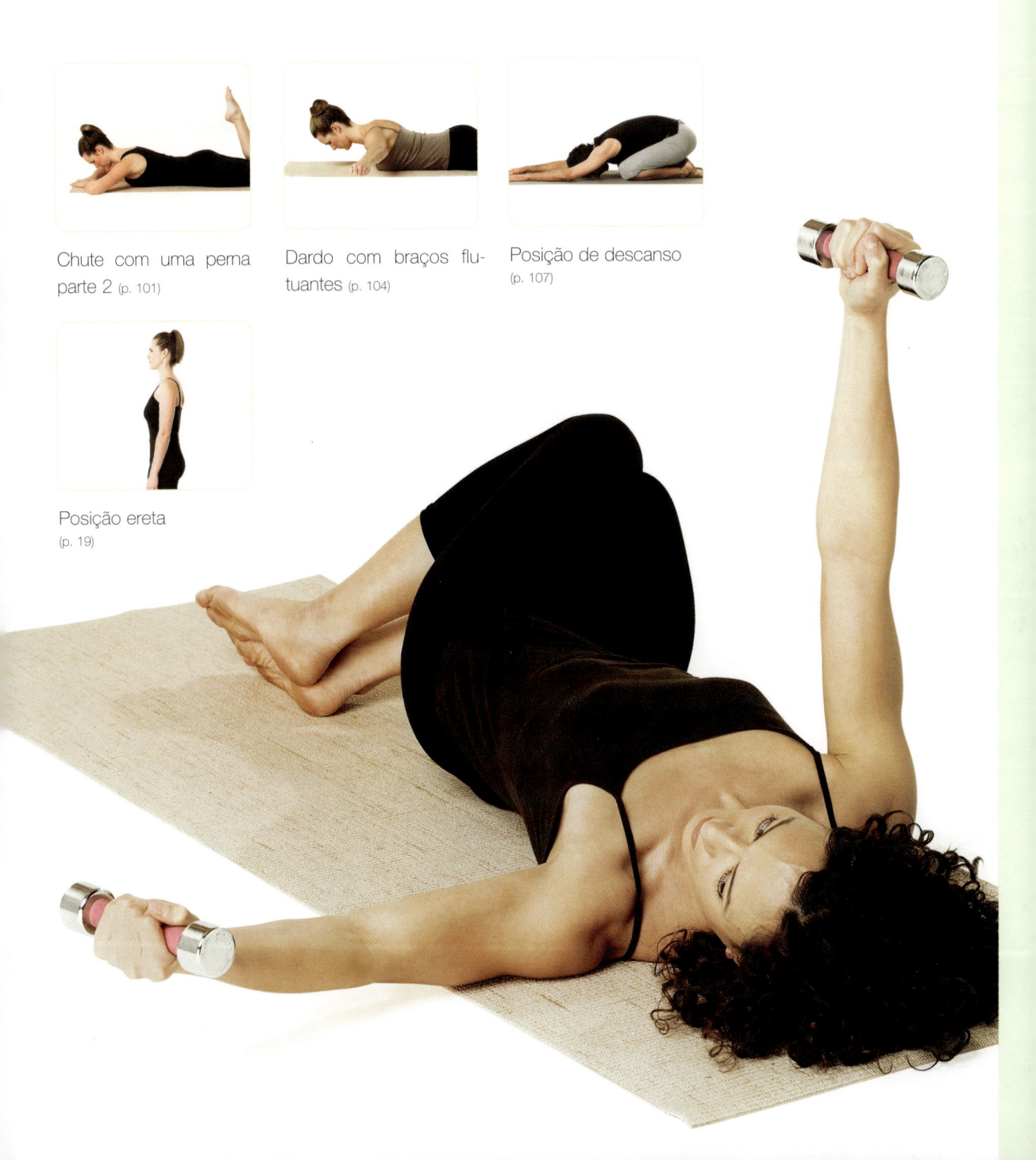

as séries

Chute com uma perna parte 2 (p. 101)

Dardo com braços flutuantes (p. 104)

Posição de descanso (p. 107)

Posição ereta (p. 19)

Como elaborar suas séries

Abaixo, você encontrará listas de todos os exercícios, agrupados conforme os níveis de aptidão. Poderá recorrer a elas a fim de elaborar as próprias séries. Para isso, no entanto, precisará ter em mente as Oito Regras de Ouro seguintes:

1. Planeje a série com antecedência e a coloque por escrito. Se não planejá-la com antecedência, acabará fazendo "os mesmos exercícios de sempre" todas as vezes! A variedade é fundamental para manter o corpo equilibrado.

2. Prepare seu corpo. Determine de quanto tempo livre dispõe e, no início, reserve alguns minutos para se conscientizar do corpo, livrar-se de tensões e praticar a respiração. As séries de Pilates normalmente não precisam ser iniciadas e terminadas com exercícios de alongamento e aquecimento, como acontece com os exercícios cardiovasculares. Muitos de nossos exercícios são ótimos para começar as séries, pois lembram ao corpo como ele deve se movimentar e ajudam na concentração da mente.

Eis alguns bons exercícios preparatórios:

Qualquer um de Flexão de coluna vertebral com lenço (52)
Oclusão da caixa torácica com deslizamento de perna (49)
Estrela-do-mar (43)
Giro de pescoço e inclinação cervical (44)
Curvatura de joelhos com lenço (51)
Caminhada estacionária (135)

3. Inclua todos os movimentos espinais. Mesmo se tiver apenas 15 minutos, deverá praticar exercícios que movimentem a coluna vertebral em todos os seus planos. Ou seja: flexão, rotação, extensão, flexão lateral (ver destaque abaixo). Os exercícios de extensão devem ser seguidos pela Posição de Repouso (p. 107).

Exercícios de flexão:
- Flexões básicas (46)
- Flexão com mergulho dos dedos (54)
- Flexão oblíqua com deslizamento de perna (56)
- O cem (58)
- Estiramento de uma perna (63)
- Tesouras (67)
- Flexão da coluna vertebral com lenço (52)
- Tonificante poderoso das nádegas (71)

Exercícios de rotação:
- Giro de quadril com levantamento de um só braço (69)
- Rotação com curvatura do joelho (94)
- Inclinação lateral na posição ajoelhada (90)

Exercícios de extensão:
- Preparação da cobra (98)
- Variação da estrela (106)
- Dardo (102)
- Dardo com braços flutuantes (104)
- Dardo com inclinação lateral (105)
- Chute com uma perna Parte 2 (101)

Exercícios de flexão lateral:
- Inclinação lateral na posição ajoelhada (90)
- Inclinação lateral na posição ajoelhada com rotação (movimento combinado – 90)
- Inclinação lateral com curvatura do joelho (92)
- Dardo com inclinação lateral (105)

as séries

Exercícios para a parte superior do corpo:
Pressão lateral para cima (75)
Tampo de mesa (73)
Preparação de frente para estiramento da perna (76)
Estiramento da perna (de frente) com flexão dos braços (77)
Tríceps e bíceps (96)
Giro de quadril com levantamento de um só braço (69)
Voo com um braço e abertura de joelhos (50)

Exercícios para a parte inferior do corpo:
Círculos de estrela (70)
Ostra (78)
Chutes em posição lateral para a frente e para trás (80)
Levantamento lateral para a parte externa da coxa (82)
Levantamento lateral para a parte interna da coxa (83)
Torpedo Parte 1, Parte 2 e Levantamento de abdutor (85-7)
Rotação com curvatura do joelho (94)
Flexão do quadril e estiramento de tendão (88)
Chute com uma perna (100)

4. Equilibre as partes superior e inferior do corpo (ver acima). A maioria dos exercícios de Pilates trabalha o corpo todo. Alguns, porém, se destinam claramente a áreas específicas. Procure sempre manter o equilíbrio entre a parte superior e a inferior do corpo.

5. Agrupe as Posições Iniciais para evitar subir e descer o tempo todo. Planeje a sequência de exercícios de modo a agrupar aqueles que têm a mesma posição inicial.

6. Equilibre força e flexibilidade. Exercícios como Torpedo, Estiramento de perna ou Tríceps e bíceps são obviamente de "força". Equilibre-os com aqueles que "abrem" e alongam o corpo. Por exemplo, Flexão de quadril e estiramento de tendão, Inclinação lateral, Abertura de joelhos, Chutes em posição lateral para a frente e para trás, Chute com uma perna, Inclinação lateral e Posição de descanso.

7. Encerre a série de maneira correta. O exercício escolhido para finalizar a série deverá permitir que você se "centre". Reserve alguns momentos para respirar. Meus exercícios favoritos de finalização incluem Estrela-do-mar, Posição de descanso, Posição de relaxamento e Posição ereta.

8. Pense na próxima vez! Se tiver apenas um momento para passar em revista o que fez numa série, conseguirá planejar melhor a próxima. Ouça seu corpo. É fácil repetir exercícios que não parecem difíceis. Provavelmente, os exercícios que precisa praticar são justamente aqueles que você acha mais cansativos!

Lista de exercícios para todos os níveis

É de propósito que não chamamos estes exercícios de "para principiantes", pois qualquer pessoa, independentemente da experiência, colherá benefícios deles caso os inclua em suas séries.

BÁSICOS

Posição ereta (19)
Respiração com lenço (21)
Posição de relaxamento (23)
Bússola (24)
Respiração na posição de relaxamento (25)
Contração do vento (27)
Elevador pélvico (29)
Exercícios de estabilidade pélvica: Deslizamento de pernas, Abertura de joelhos, Curvatura de joelho (34-35)
Exercícios de estabilidade escapular: Braços flutuantes, Preparação do dardo, Oclusão da caixa torácica (38, 40, 49)
Estrela-do-mar (43)
Giro de pescoço e inclinação cervical (44)
Flexões básicas (46)

EXERCÍCIOS DE PILATES EM QUALQUER LUGAR

Torção (131)
Garçom mudo com giro do pescoço (132)
Degrau (133)
Estiramento de quadríceps na posição de pé (134)
Caminhada estacionária (135)
Tonificante de perna (136)
Estiramento do ombro (137)
Círculos com o tornozelo (137)
Espirais com o nariz (137)

EXERCÍCIOS PARA PERDER PESO

Oclusão da caixa torácica com deslizamento de perna (49)
Voo com um braço e abertura de joelhos (50)
Curvatura de joelhos com lenço Parte 1 (51)
Flexão da coluna vertebral com lenço (52)
Flexão com mergulho de dedos Parte 1 (54)
Flexão oblíqua com deslizamento de perna (56)
O cem Parte 1 (Respiração) e Parte 2 (58, 59)
Estiramento de uma perna Parte 1 e Parte 2 (63-64)
Giro de quadril com levantamento de um só braço (69)
Círculos de estrela (70)
Tampo de mesa (73)
Ostra (78)
Chutes em posição lateral para a frente e para trás Parte 1 (80)
Levantamento lateral para a parte externa da coxa (82)
Levantamento lateral para a parte interna da coxa (83)
Torpedo Parte 1 (85)
Inclinação lateral na posição ajoelhada (90)
Inclinação lateral com curvatura de joelho (92)
Rotação com curvatura dos joelhos (94)
Tríceps e bíceps (96)
Flexão de quadril e estiramento de tendão (88)
Preparação da cobra (98)
Chute com uma perna (100)
Dardo (102)
Variação da estrela (106)
Posição de descanso (107)

Lista de exercícios intermediários

Agora você pode recorrer à lista Todos os Níveis e acrescentar os seguintes exercícios:

BÁSICOS

Ação de dobrar os joelhos (36)

EXERCÍCIOS PARA PERDER PESO

Curvatura de joelhos com lenço Parte 2 (51)
Flexão da coluna vertebral com lenço Parte 2 (53)
Flexão com mergulho dos dedos Parte 2 (55)
Tonificante poderoso das nádegas (57)
O cem (variação) e Parte 3 (60-61)
Estiramento de uma perna Parte 3 (65)
Tesouras (67)
Inclinação para trás com lenço Parte 1 (71)
Pressão lateral para cima (75)
Preparação de frente para estiramento da perna (76)
Chutes em posição lateral para a frente e para trás Parte 1 (80)
Torpedo Parte 2 (86)
Inclinação para trás Parte 1 (89)
Rotação com curvatura dos joelhos Parte 2 (com pesos – 95)
Chute com uma perna Parte 2 (101)
Dardo com braços flutuantes (só até a altura dos ombros – 104)
Dardo com inclinação lateral (105)

Lista de exercícios avançados

Agora você pode recorrer às listas Todos os Níveis/Exercícios Intermediários e acrescentar os seguintes exercícios:

Flexão com mergulho dos dedos Parte 3 (55)
O cem Parte 4 (62)
Tesouras Parte 2 (68)
Inclinação para trás com lenço Parte 2 (72)
Estiramento da perna (de frente) com flexão dos braços (77)
Chutes em posição lateral para a frente e para trás Parte 2, Versão clássica (81)
Torpedo com levantamento de abdutor (87)
Inclinação lateral na posição ajoelhada com rotação (91)
Dardo com braços flutuantes (só até a altura dos ombros – 104)

Séries para esculpir

Neste capítulo, sugiro cinco séries criadas com o objetivo de trabalhar áreas problemáticas específicas. Todos nós temos, em nosso corpo, partes que precisam de uma ajudazinha extra. Embora as séries sejam equilibradas, você só deve praticá-las no máximo duas vezes por semana, como parte de seu programa de Pilates de duas horas e meia. Elas duram em média 20 minutos. Suas outras séries devem ser as normais, para Perder Peso, conforme descritas no capítulo anterior. Caso um exercício tenha diferentes níveis de dificuldade, escolha o nível que achar mais apropriado à sua condição.

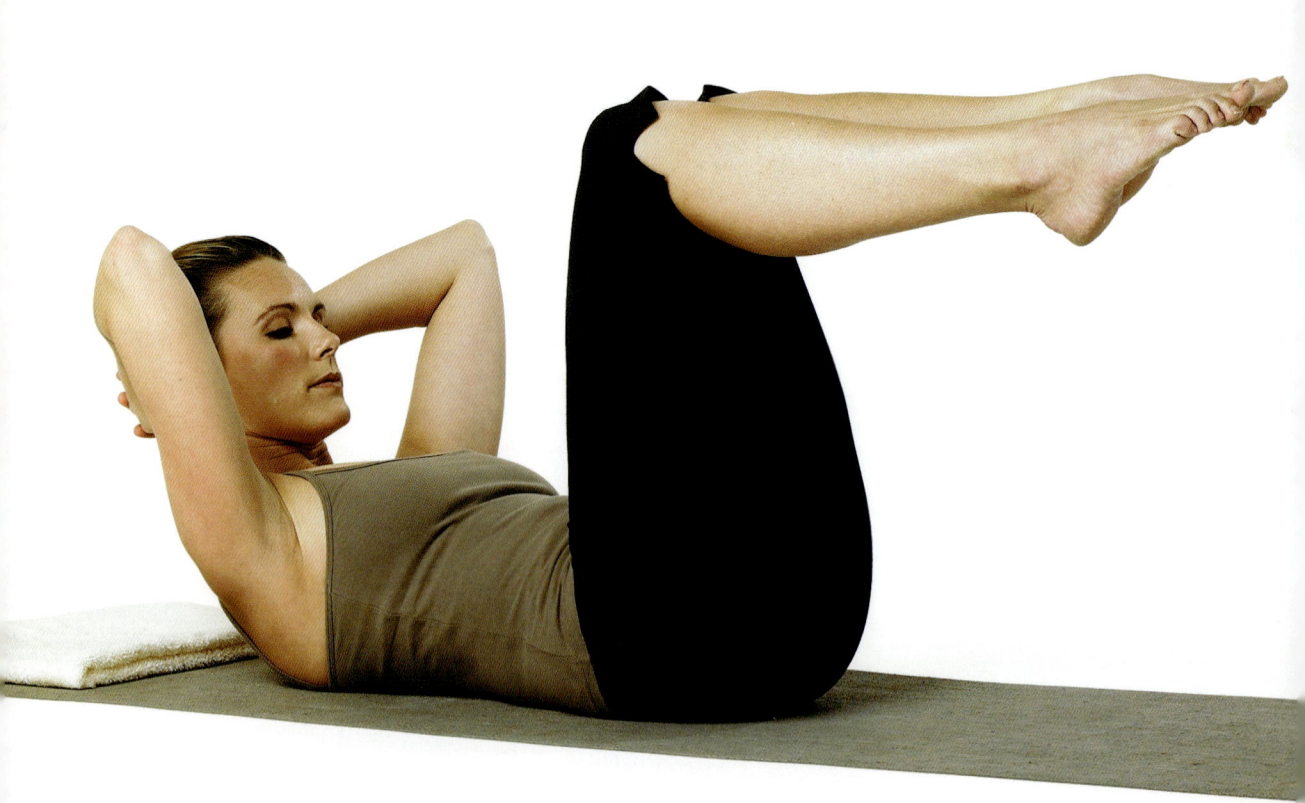

Abdominais

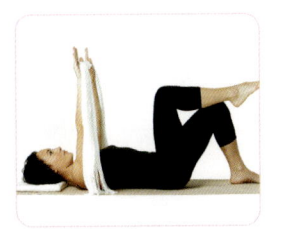

Curvatura de joelhos com lenço (p. 51)

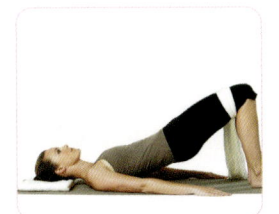

Flexão da coluna vertebral com lenço (p. 52)

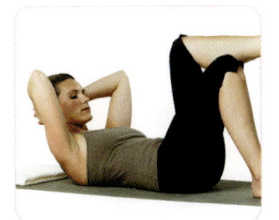

Flexão com mergulho de dedos (p. 54)

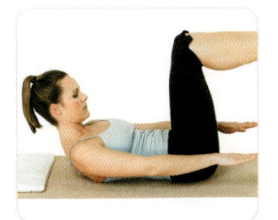

O cem (p. 58)

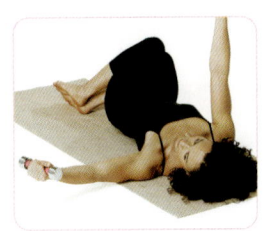

Giro de quadril com levantamento de um só braço (p. 69)

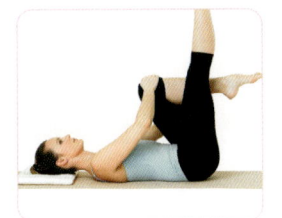

Estiramento de uma perna (p. 63)

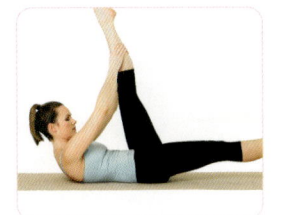

Tesouras (p. 67)

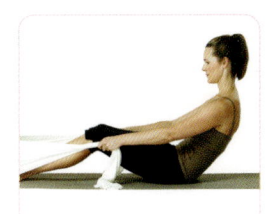

Inclinação para trás com lenço (p. 71)

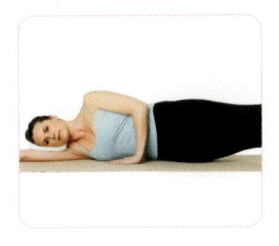

Torpedo (p. 85)

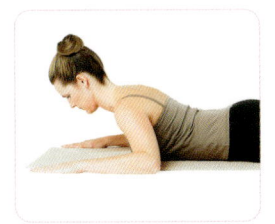

Preparação da cobra (p. 98)

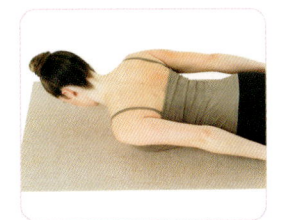

Dardo com inclinação lateral (p. 105)

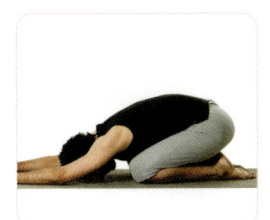

Posição de descanso (p. 107)

pilates para perder peso

Pneuzinhos

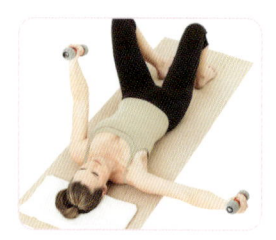

Voo com um braço e abertura de joelhos (p. 50)

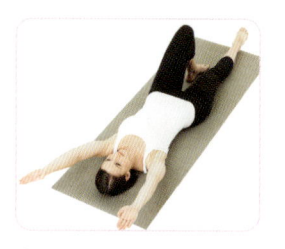

Oclusão da caixa torácica com deslizamento de perna (p. 49)

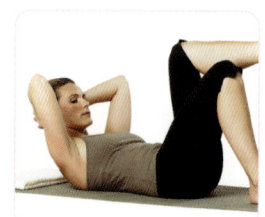

Flexão com mergulho dos dedos (p. 54)

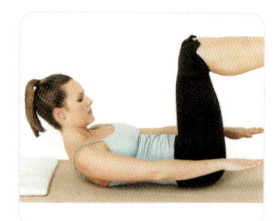

O cem (p. 58)

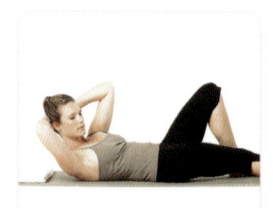

Flexão oblíqua com deslizamento de perna (p. 56)

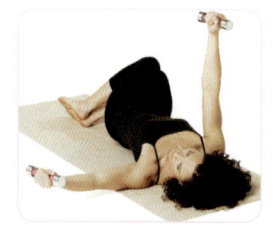

Giro de quadril com levantamento de um só braço (p. 69)

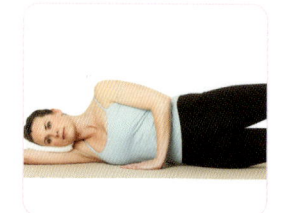

Torpedo com levantamento de abdutor (p. 87)

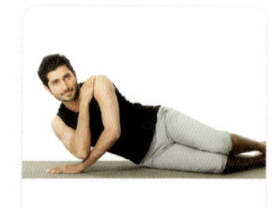

Pressão lateral para cima (p. 75)

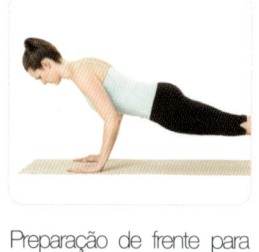

Preparação de frente para estiramento da perna (p. 76)

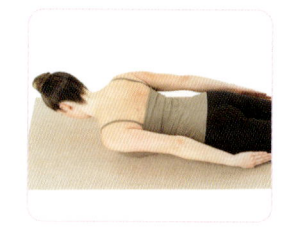

Dardo com inclinação lateral (p. 105)

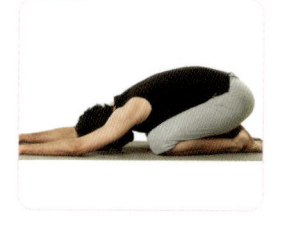

Posição de descanso (p. 107)

séries para esculpir

Cintura

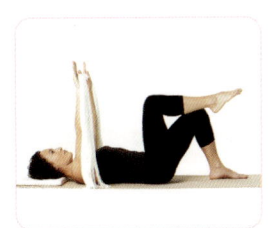

Curvatura de joelhos com lenço (p. 51)

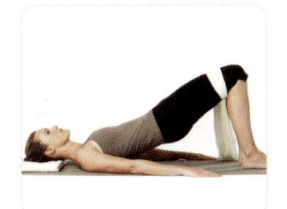

Flexão da coluna vertebral com lenço (p. 52)

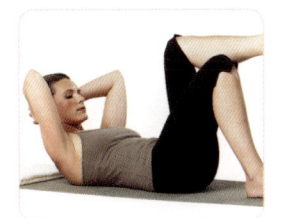

Flexão com mergulho dos dedos (p. 54)

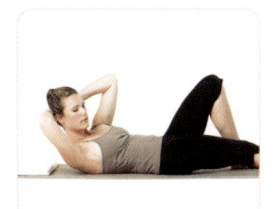

Flexão oblíqua com deslizamento de perna (p. 56)

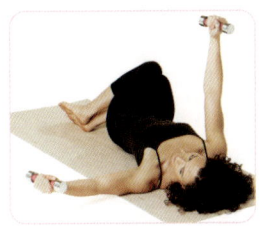

Giro de quadril com levantamento de um só braço (p. 69)

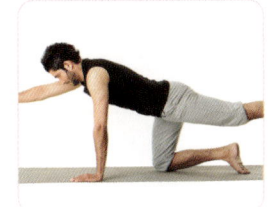

Tampo de mesa (p. 73)

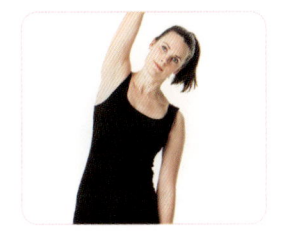

Inclinação lateral na posição ajoelhada (p. 90)

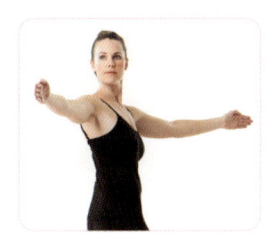

Rotação com curvatura do joelho (p. 94)

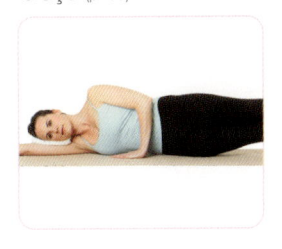

Torpedo parte 1 ou parte 2 (p. 85)

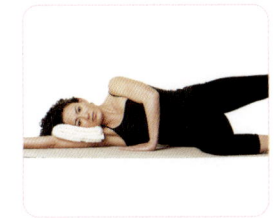

Levantamento lateral para a parte externa da coxa (p. 82)

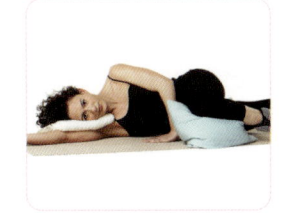

Levantamento lateral para a parte interna da coxa (p. 83)

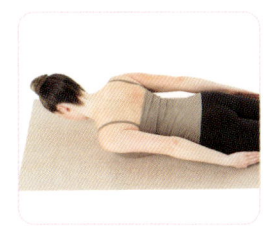

Dardo com inclinação lateral (p. 105)

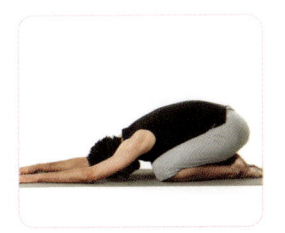

Posição de descanso (p. 107)

Nádegas e coxas

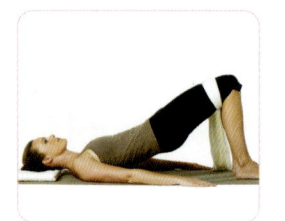

Flexão da coluna vertebral com lenço (p. 52)

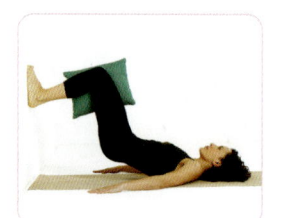

Tonificante poderoso das nádegas (p. 57)

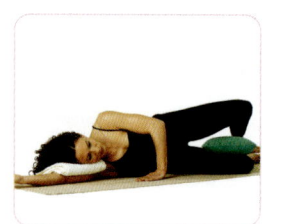

Ostra (p. 78)

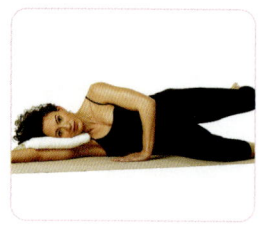

Chutes em posição lateral para a frente e para trás (p. 80)

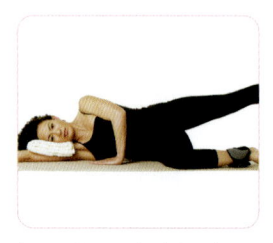

Levantamento lateral para a parte externa da coxa (p. 82)

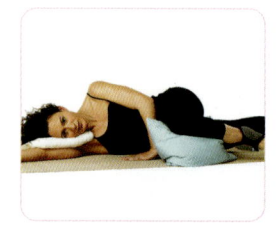

Levantamento lateral para a parte interna da coxa (p. 83)

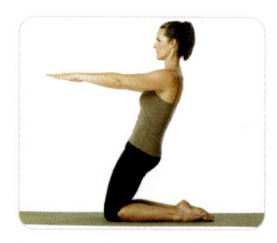

Inclinação para trás (p. 89)

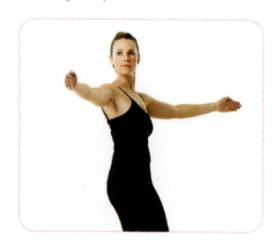

Rotação com curvatura dos joelhos (p. 94)

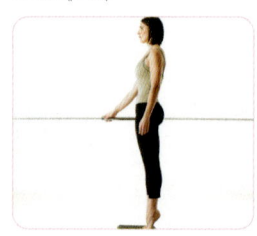

Tonificante de perna (p. 136)

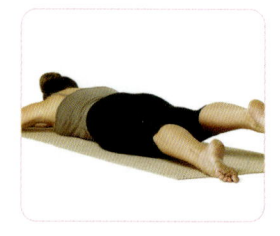

Círculos de estrela (p. 70)

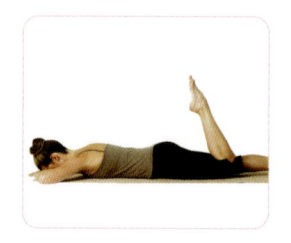

Chute com uma perna (p. 100)

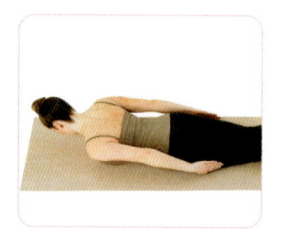

Dardo com inclinação lateral (p. 105)

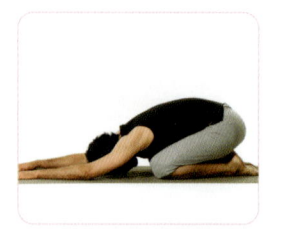

Posição de descanso (p. 107)

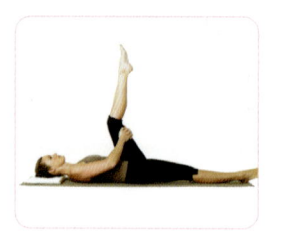

Flexão de quadril e estiramento de tendão (p. 88)

séries para esculpir

Braços

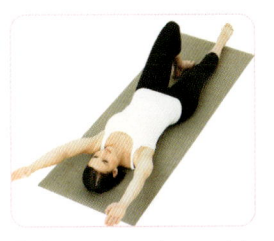

Oclusão da caixa torácica com deslizamento de perna (p. 49)

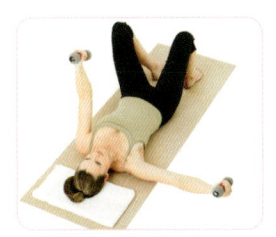

Voo com um braço e abertura de joelhos (p. 50)

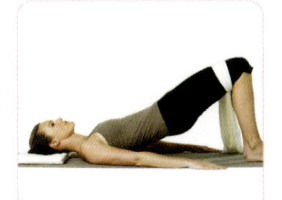

Flexão da coluna vertebral com lenço (p. 52)

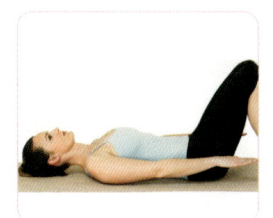

O cem (p. 58)

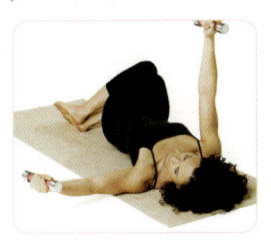

Giro de quadril com levantamento de um só braço (p. 69)

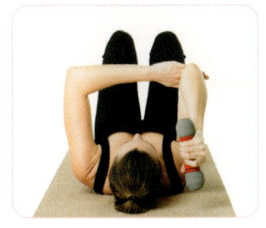

Tríceps e bíceps (p. 96)

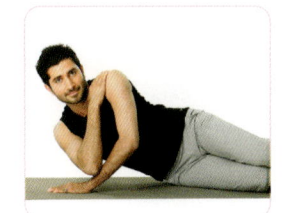

Pressão lateral para cima (p. 75)

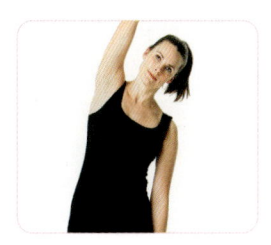

Inclinação lateral na posição ajoelhada (p. 90)

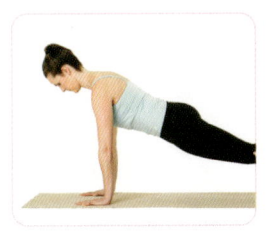

Preparação de frente para estiramento da perna (p. 76)

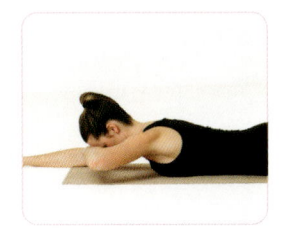

Variação da estrela (p. 106)

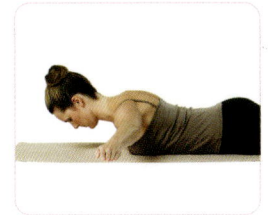

Dardo com braços flutuantes (p. 104)

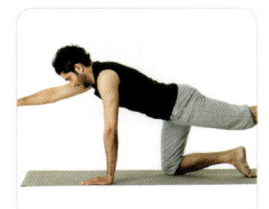

Tampo de mesa (p. 73)

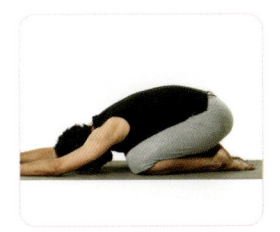

Posição de descanso (p. 107)

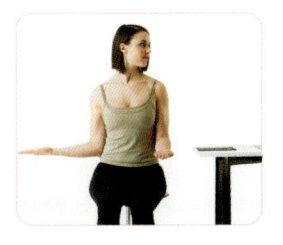

Garçom mudo com giro do pescoço (p. 132)

O Pilates no dia a dia

O Pilates não é o tipo de ginástica que se possa isolar do dia a dia. Precisa fazer parte de seus movimentos cotidianos – acompanhar você aonde quer que vá. Isso não significa que deva carregar seu tapete o tempo todo, apenas que é necessário estar consciente de seus movimentos sempre que possível.

Caminhe ereto, fique de pé ereto, sente-se ereto. Não tente ficar com o corpo contraído o dia inteiro, mas, se ficar preso no trânsito, pratique a Contração de Vento (p. 27) ou o Elevador (p. 29). Não deixe de reparar na tensão que toma conta de seus ombros e pescoço quando se senta à escrivaninha ou ao volante. Procure descontrair as clavículas. Relaxe o pescoço e respire fundo. E, quando tiver um tempinho para você mesmo, eis algumas ideias para suas horas no escritório ou em viagem.

São exercícios adequados a todos os níveis.

NO ESCRITÓRIO

Para se sentar à escrivaninha, prefira uma bola de fisioterapia a uma cadeira. Ela o ajudará a manter uma boa postura ao longo do dia. A instabilidade natural da bola implica que os músculos da estabilidade interna precisarão trabalhar mais para manter seu corpo ereto e equilibrado. É praticamente impossível relaxar a postura mesmo quando nos inclinamos! A elasticidade da bola nos encoraja a permanecer móveis e ativos. Você não precisa passar o dia inteiro sentado nela: uns curtos períodos de tempo já são benéficos! Se não puder usar a bola, tente uma almofada estabilizadora (p. 155). Essa almofada pequena, circular e inflada pode ser posta em quase todas as cadeiras e garante que você use os músculos internos enquanto trabalha.

Outro tipo de cadeira que vale a pena conhecer é a Swopper. Desenhada para permitir deslocamentos dinâmicos nas três dimensões, ela se adapta a todos os movimentos humanos: para a frente, para trás, para os lados e até para cima (ver onde comprar em Informações Adicionais, p. 158).

À ESCRIVANINHA

Torção

Um exercício fabuloso para a coluna vertebral, que trabalha também a cintura e os músculos do Fator X (p. 47). Consulte seu médico caso tenha alguma lesão nas costas.

OBJETIVO

Girar a coluna vertebral com estabilidade. Trabalhar os oblíquos (você sentirá também um leve estiramento entre as escápulas, o que é uma verdadeira bênção após horas diante do computador). Para que este exercício funcione, você precisará estar sentado numa cadeira giratória.

Posição inicial

Sente-se ereto, com o peso distribuído igualmente pelos ossos das nádegas. Se possível, pouse os pés juntos nos pés da cadeira (isso dependerá do tipo de cadeira. Para melhorar o exercício, mantenha os pés unidos e acima do chão, o que exigirá maior esforço dos abdominais). Segure a borda da mesa com as mãos na largura dos ombros, as palmas para baixo.

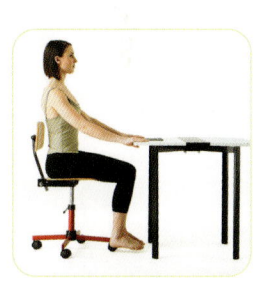

AÇÃO

1. Respire fundo, preenchendo toda a caixa torácica, e alongue a coluna vertebral ao máximo.

2. Expire e contraia-se. Mantendo o tronco imóvel e para a frente, gire a parte inferior do corpo junto com a cadeira. Chegue até onde for cômodo, mantendo sempre o tronco para a frente.

3. Inspire e, devagar, porém de modo controlado, volte à posição inicial.

Repita cinco vezes para cada lado.

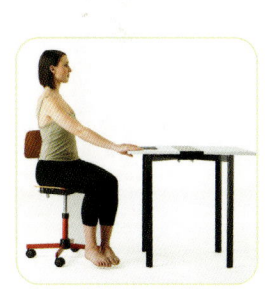

Observações

- Gire em torno de seu eixo central. Imagine que sua coluna vertebral, do cóccix ao alto da cabeça, é um mastro comprido que irá conservar as curvas naturais mesmo quando estiver completamente alongada.
- Conserve a distância entre as orelhas e os ombros. Os ombros devem ficar relaxados e descaídos.
- Junte as coxas.

À ESCRIVANINHA

Garçom mudo com giro do pescoço

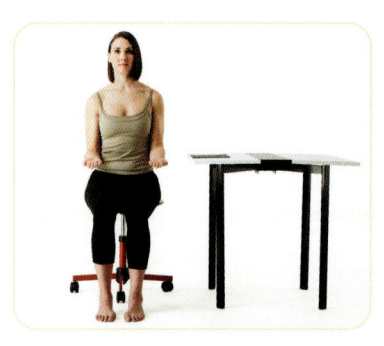

Grande exercício para estirar a parte frontal do peito depois de você ficar por muito tempo debruçado sobre o computador. Pode ser feito também de pé.

Posição inicial

Sente-se ou fique de pé. Posicione os antebraços como se estivesse segurando uma bandeja, com as palmas para cima e os cotovelos junto à cintura. Contraia-se um pouco.

AÇÃO

1. Respire fundo e alongue a coluna vertebral. Movimente o antebraço direito para o lado, mantendo o braço em contato com o flanco. Ao mesmo tempo, vire a cabeça para a esquerda.

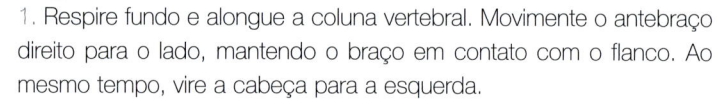

2. Expire enquanto traz o braço e a cabeça de volta para o centro.

Repita cinco vezes de cada lado.

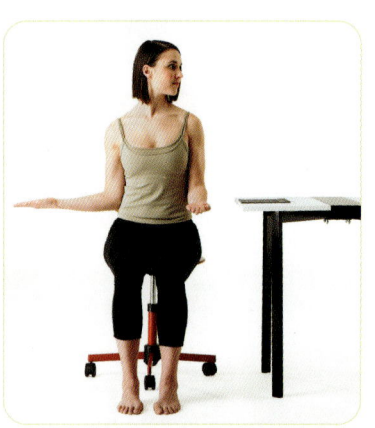

Observações

– Gire o antebraço para fora, iniciando o movimento a partir do alto do braço.
– Não aproxime as escápulas.
– Conserve a distância entre as orelhas e os ombros.
– Mantenha alinhados a mão, a cintura e o cotovelo.
– Vire a cabeça só até onde for cômodo.
– Gire a cabeça em torno de um eixo central. Se mantiver a linha dos olhos no mesmo nível enquanto gira, evitará inclinar a cabeça para trás, para a frente ou para os lados.

EXERCÍCIOS DE PÉ NO ESCRITÓRIO

Degrau

É preciso haver um degrau para este exercício. Segure-se no corrimão ou apoie-se na parede ao executá-lo. Ele trabalhará todos os músculos das pernas e das nádegas. Como exige muito, evite-o se tiver alguma lesão. Se seus sapatos não forem baixos e flexíveis, fique descalço.

Posição inicial

Fique de pé no degrau, de lado, com a perna esquerda fora dele. Segure-se firmemente no corrimão ou na parede. Mantenha os pés na forma de um "V" pequeno, com as pernas voltadas para fora a partir das articulações dos quadris, na Postura Pilates (como para o exercício Inclinação Lateral com Curvatura dos Joelhos, p. 92). Os calcanhares devem se juntar na borda do degrau.

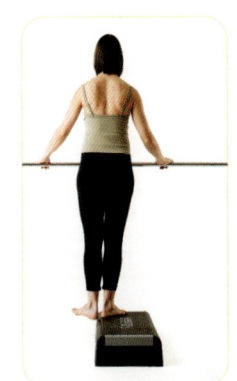

AÇÃO

1. Respire fundo e alongue-se a partir do alto da cabeça.

2. Expire, contraia-se um pouco e, lentamente, curve o joelho direito rumo ao centro do pé direito. A perna esquerda se abaixará, mas a pelve deve continuar perfeitamente nivelada.

3. Inspire e mantenha a curvatura.

4. Expire e procure sentir os músculos das nádegas trabalhando enquanto você estica a perna.

Repita dez vezes com cada perna, virando-se para exercitar o outro lado.

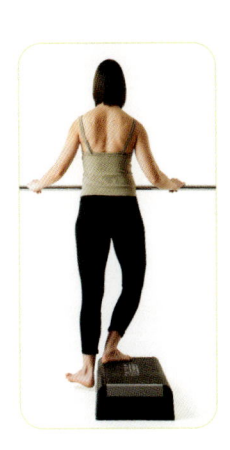

Observações

- Concentre-se nos três pesos do corpo – cabeça, caixa torácica e pelve –, mantendo-os alinhados. Não arrebite o bumbum.
- Para obter no corpo um senso de oposição, empurre o chão ao esticar a perna e alongue-se a partir do alto da cabeça.
- Faça trabalhar a parte interna das coxas ao esticar a perna.
- Mantenha os dois lados da cintura igualmente alongados e lembre-se do Fator X (p. 47).

EXERCÍCIOS DE PÉ NO ESCRITÓRIO

Estiramento de quadríceps na posição de pé

Como sempre, o alinhamento é importantíssimo: não deixe que suas costas se arqueiem. Este exercício pode ser feito com sapatos baixos e flexíveis, mas, se for possível, fique descalço. Consulte seu médico caso tenha alguma lesão no joelho.

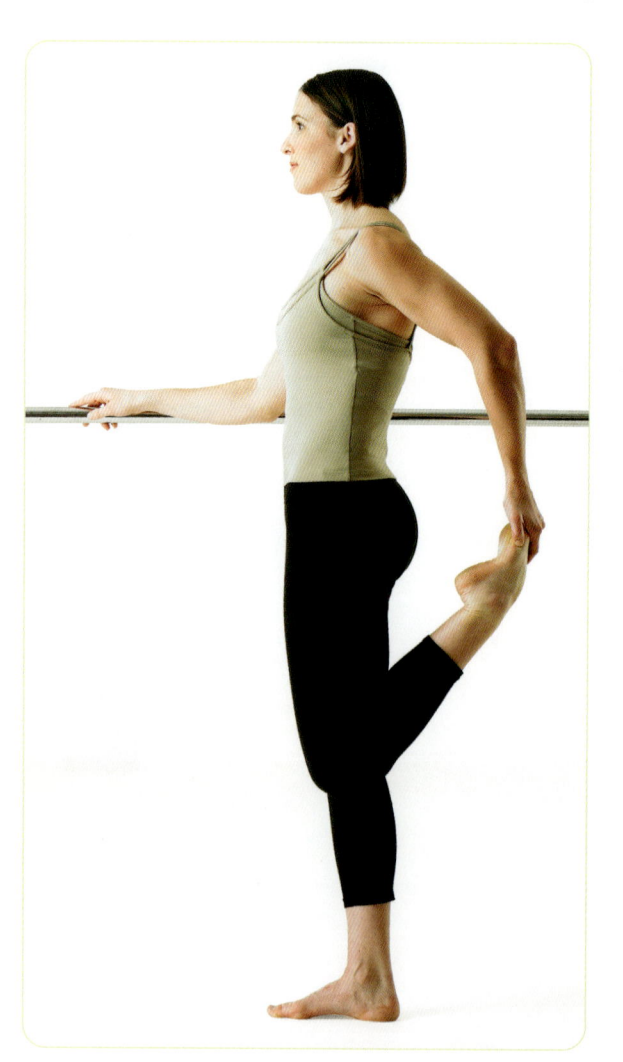

EQUIPAMENTO Use um lenço caso não consiga alcançar o pé com a mão.

Posição inicial
Firme-se numa parede ou encosto de cadeira. Fique ereto.

AÇÃO
1. Respire fundo e alongue a coluna vertebral.

2. Expire, contraia-se um pouco e curve o joelho esquerdo para segurar o calcanhar (ou a parte que conseguir alcançar sem desconforto). Assegure-se de que não arqueou a coluna vertebral e de que não se inclinou para o outro lado a fim de alcançar o pé.

3. Puxe suavemente o pé na direção da nádega, mantendo o joelho em linha com a outra perna. Não puxe demais. Mantenha o alongamento entre o alto da cabeça e o cóccix. Este deve ficar projetado para baixo.

4. Sempre alongado, respire normalmente por 30 segundos ou até relaxar os músculos.

EM VIAGEM

A trombose venosa profunda (TVP) ou "trombose de viajante" tem aparecido muito na mídia ultimamente. Não é que se trate de um fenômeno novo, mas acabou associado principalmente aos voos de longa duração. São muitas as razões pelas quais você pode correr mais riscos de desenvolver a TVP durante uma viagem; o fator principal, no entanto, é a imobilidade. Sucede, todavia, que ficar sentado por muito tempo (mais de duas horas) pode acontecer também em outras situações. É possível, com efeito, desenvolver a TVP em qualquer viagem de longa distância – de trem ou de automóvel, por exemplo. E mesmo quando você assiste a um filme!

A fim de minimizar o risco de uma trombose, procure se manter em movimento, evitando permanecer sentado por períodos mais longos do que duas horas.

Caminhada estacionária

Este exercício é particularmente útil para ativar a circulação.

Apoiando-se numa parede ou encosto de cadeira, fique ereto com os pés na largura dos quadris ou juntos e comece a andar sem sair do lugar. Erga-se sobre os dedos dobrados de ambos os pés e em seguida abaixe um calcanhar. Firme-se nos dedos dobrados do outro pé, com o joelho ligeiramente curvado na direção do centro do pé. Troque de perna, transferindo o peso para o outro lado sem alterar a posição dos quadris. Alongue-se ao máximo, mantendo a cintura esticada.

Continue "caminhando" sem sair do lugar por dois minutos.

Você poderá ficar de sapatos, caso eles sejam baixos e flexíveis.

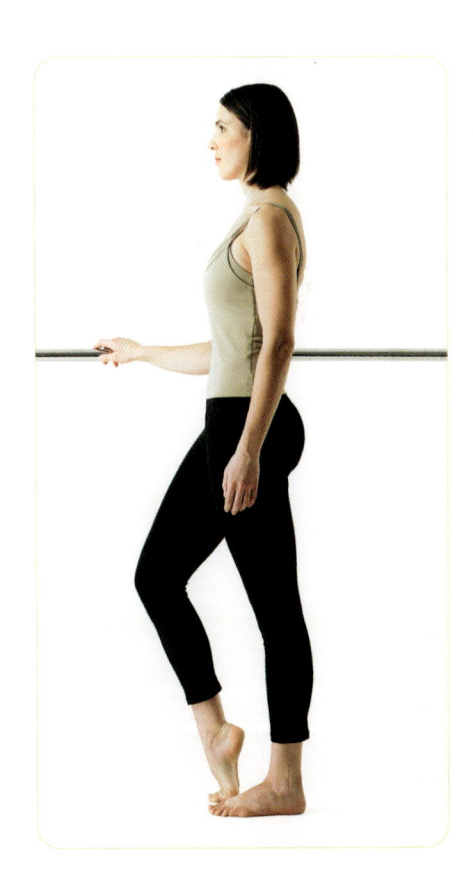

pilates para perder peso

Tonificante de perna

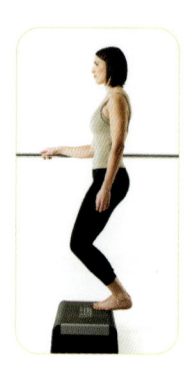

Este exercício é incrivelmente eficaz para ativar a circulação nas pernas e modelá-las. É melhor fazê-lo usando um degrau, que no entanto pode ser dispensado. O degrau apenas proporciona um grau maior de estiramento. Caso não esteja usando sapatos baixos e flexíveis, fique descalço.

OBJETIVO
Trabalhar os músculos das pernas.

Posição inicial
Fique ereto, com os pés paralelos na largura dos quadris. Caso use um degrau, apoie-se no corrimão (por uma questão de segurança, o degrau inferior é melhor). Mantenha os dedos dos pés firmemente plantados no degrau, os arcos e os calcanhares na borda. Se não usar um degrau, não conseguirá se estirar, mas ainda assim trabalhará as pernas.

AÇÃO
1. Respire normalmente e permaneça ligeiramente contraído.

2. Curve os dois joelhos acima do segundo dedo de cada pé e mantenha uma boa postura, sem se inclinar para a frente ou para trás.

3. Erga os dois calcanhares e apoie-se sobre os dedos dobrados, mantendo a curva dos joelhos. Alongue-se para cima, sem empinar o bumbum!

4. Endireite as pernas devagar, mas sempre sobre os dedos dobrados.

5. Abaixe os calcanhares até que eles fiquem em contato com o chão (caso esteja numa superfície plana). Se estiver num degrau, eles pousarão na borda e suas panturrilhas se esticarão.

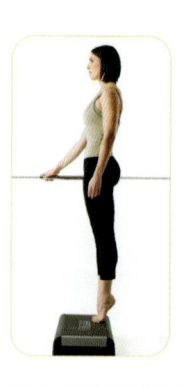

Observações
– Lembre-se dos três pesos principais do corpo – cabeça, caixa torácica e pelve. Conserve-os equilibrados no centro, um sobre o outro.
– Mantenha as pernas em bom alinhamento o tempo todo. Os joelhos devem se inclinar sobre o segundo dedo de cada pé. De vez em quando, pare e observe se está executando o movimento corretamente.
– Evite que os pés se desloquem para dentro ou para fora.

EM VIAGEM

Estiramento do ombro

Este exercício pode ser feito também de pé.

O objetivo é estirar os braços e a área do ombro. Sentado ou de pé, com a coluna reta, entrelace os dedos e vire as palmas para cima. Erga os braços acima da cabeça, aproximando os ombros das orelhas. Devagar, force as escápulas para baixo. Não puxe os braços para trás da cabeça. Repita cinco vezes.

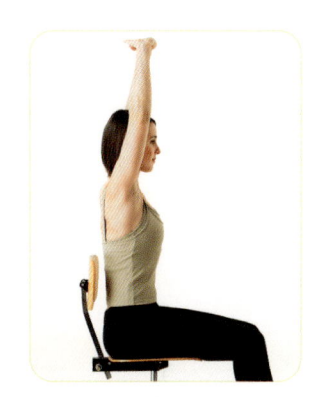

Círculos com o tornozelo

Sente-se com as costas retas. O ideal, caso tenha uma blusa à mão, é dobrá-la e colocá-la sob a coxa direita, logo acima do joelho. Também poderá envolver a coxa com as mãos, desde que mantenha o peso distribuído igualmente sobre as nádegas. Agora descreva círculos com o pé direito, a partir da articulação do tornozelo, conservando o resto da perna o mais imóvel possível. Descreva dez círculos em cada direção, com cada um dos pés. Mantenha a coluna vertebral na posição neutra e não use a curva lombar.

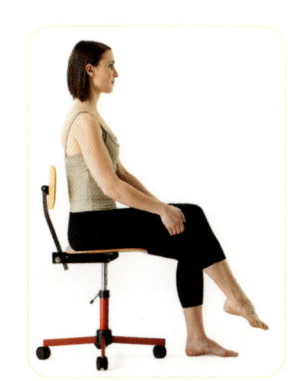

Espirais com o nariz

Exercício fabuloso para relaxar os músculos tensos do pescoço.

Sente-se ereto, com ombros descontraídos e afastados ao máximo das orelhas. Imagine uma pequena espiral bem na frente de seu nariz. Devagar e concentrado, comece a descrever círculos com o nariz (a cabeça acompanha o movimento). Comece pelo centro da espiral e vá descrevendo círculos cada vez maiores. Mantenha a nuca estirada e relaxe a mandíbula. Inverta as espirais. Repita cinco vezes.

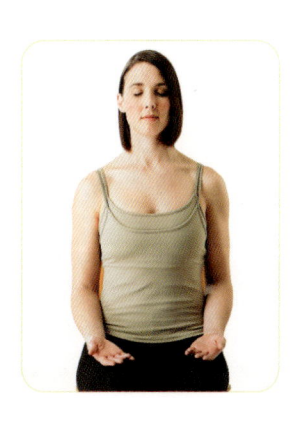

Maximização da perda de peso

Treinamento combinado

Embora o Pilates seja um método de condicionamento físico fabuloso, não é uma ginástica cardiovascular. A fim de obter melhores resultados de seu programa para perder peso, precisará acrescentar algumas atividades cardiovasculares.

A combinação ideal seria, por semana, duas horas e meia de Pilates mais duas horas e meia de atividades aeróbicas. Talvez pareça muito, mas parte de sua atividade aeróbica pode ser cumulativa, isto é, distribuída ao longo do dia.

O exercício cardiovascular pressupõe que você movimente o corpo todo usando os grandes grupos musculares, como o das pernas. É às vezes chamado de ginástica aeróbica porque usa o oxigênio como fonte de energia para gerar movimento e fortalecer o coração, os pulmões e o sistema circulatório. Toda atividade que faça seu coração trabalhar mais, aumentando o ritmo dos batimentos, é uma forma de ginástica aeróbica. As atividades cardiovasculares que você acrescentar ao programa também irão ajudá-lo a queimar mais calorias.

Além de ajudar a perder peso, a atividade cardiovascular o ajudará também a fortalecer o coração, os pulmões e o sistema circulatório, diminuindo tanto o risco de doença e pressão alta quanto os níveis de colesterol e triglicérides, além de liberar endorfinas para reduzir o stress.

Quanto e por quanto tempo?

Em janeiro de 2007, The American College of Sports e The American Heart Association publicaram um relatório declarando que, para preservar a saúde, todos os adultos saudáveis com idade entre 18 e 65 anos precisam de atividade física aeróbica de intensidade moderada (resistência) por um mínimo de 30 minutos cinco dias por semana ou de uma atividade física aeróbica mais vigorosa por um mínimo de 20 minutos três dias por semana. A combinação de exercícios moderados e vigorosos também atenderá a essa exigência, sendo igualmente possível uma atividade cumulativa. Ou seja, você poderá fazer três segmentos por dia, cada um de 10 minutos, totalizando 30 minutos. Essa é a quantidade de atividade cardiovascular de que precisa para manter um coração saudável. Idealmente, para a perda de peso, você deveria fazer mais do que esse mínimo ou aumentar sua intensidade.

Torne-se mais ativo

Um dos principais fatores tanto para a saúde do coração quanto para perder peso é aumentar os níveis gerais de atividade. Se você deseja melhorar sua saúde, mesmo 4 mil passos por dia (distribuídos ao longo desse período) ajudarão muito. Mas precisará de 7 mil para obter uma boa forma física e de 10 mil para emagrecer. A fim de calcular o número de passos que dá por dia, compre um pedômetro. Se quiser que sua caminhada se torne uma atividade aeróbica, deverá caminhar rápido o bastante para acelerar os batimentos cardíacos.

Tonificação extra com MBTs

Uma das maneiras de incrementar a tonificação é o uso dos tênis MBT (*Masai Barefoot Technology*). Muitos praticantes de Pilates consideram essa prática altamente eficaz. Classificados como calçados fisiológicos, eles produzem vários efeitos positivos, não apenas nos pés, mas no corpo todo. Ao gerar uma instabilidade natural nas solas, estimulam e exercitam o sistema muscular de suporte do corpo. São, pois, um parceiro perfeito para a prática do Pilates. Ajudarão a ativar músculos negligenciados, em particular os das nádegas, e também tendões. Ao adquiri-los, siga as recomendações de um profissional. Sugiro que você os utilize por pouco tempo no começo, monitorando os efeitos em seu corpo. Visite o website do fabricante para mais detalhes (p. 158).

Escolha de atividade cardiovascular

Basicamente, qualquer atividade aeróbica que acelera os batimentos cardíacos ajuda a queimar gorduras, gastar calorias e perder peso. Encontre uma que seja agradável e à qual sinta que se adaptará melhor. As escolhas são muitas: caminhada acelerada, corrida, marcha, ciclismo, dança, natação etc. A lista é infinita. Escolha a atividade/tipo mais conveniente ao seu grau de aptidão. Consulte um médico para saber se deve mesmo iniciar um programa cardiovascular. Certifique-se de que está usando o calçado próprio para a atividade escolhida. (Mulheres: usem um sutiã firme.) Mantenham-se hidratados. Prestem muita atenção à postura e aos movimentos.

O diário de treinamento

Se mantiver o registro de seus exercícios num caderno, você se sentirá mais estimulado a executá-los e poderá acompanhar melhor seu progresso. Registre no diário de treinamento:

Seu Plano Pessoal de Perda de Peso (ver p. 15).
Seus objetivos a curto, médio e longo prazo.
A taxa de batimentos cardíacos ideal para sua idade (ver p. 141).
Suas séries de exercícios de Pilates e cardiovasculares.
Como se sente antes e depois das séries.
Em intervalos regulares, pode registrar também seu peso, IMC e proporção cintura-quadris.

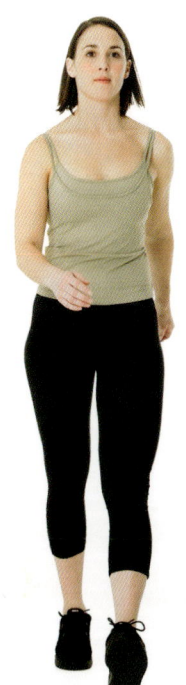

Estabelecimento de objetivos

Nas páginas iniciais do diário de treinamento, você talvez queira registrar de novo seus objetivos. Reflita sobre o que deseja obter nas próximas semanas, nos próximos meses e a longo prazo. Será útil ter algumas datas específicas em mente, nas quais deseje estar com melhor aparência ou melhor forma física (um evento social ou esportivo, por exemplo). Então poderá planejar e registrar seus exercícios tanto de Pilates quanto cardiovasculares, para cada semana até o evento.

Os objetivos devem ser simples e viáveis. Se não estiver em boa forma para começar, planeje aumentar o número de passos que dá por dia. Uma vez alcançado esse objetivo, imponha-se acelerar alguns passos a fim de ativar seu ritmo cardíaco. Poderá, da mesma maneira, estabelecer como objetivo praticar os exercícios fundamentais de Pilates e em seguida passar às Séries para Todos os Níveis e outras mais avançadas.

Monitore seu progresso

Semanalmente, passe em revista seu progresso. Se quase nunca conseguiu alcançar seus objetivos, não será porque esses objetivos foram ambiciosos demais? Mas não desista! Mudar de hábitos demora um pouco. Investigue o que o tem impedido de chegar lá. Tempo curto? Falta de energia? Contate um professor de Pilates ou *personal trainer* para aconselhamento (ver p. 158). Talvez isso seja necessário apenas por pouco tempo, até você voltar ao bom caminho.

Trabalhe no nível certo de intensidade

Vimos que, além de se tornar mais ativo no cotidiano, você deve fazer mais exercícios aeróbicos contínuos no nível de intensidade adequado à sua aptidão.

Para descobrir que nível é esse, precisará monitorar seu esforço e compará-lo ao recomendado a sua idade. Você saberá se está trabalhando aerobicamente e se as suas células estão usando oxigênio quando a respiração se acelerar, os batimentos cardíacos se intensificarem e o suor começar a escorrer. Então, será preciso ficar atento ao grau de esforço que está fazendo para se certificar de que está no ritmo certo, nem muito forte nem muito fraco. A intensidade de exercício é normalmente definida em termos de percentagem do ritmo cardíaco máximo.

Como medir o ritmo cardíaco

Se você é mulher: subtraia sua idade de 220.
Se você é homem: subtraia sua idade de 226.

Então, dependendo da intensidade com a qual pretende trabalhar, você determinará o ritmo cardíaco.

Intensidade moderada: 50-69% do ritmo cardíaco máximo.
Intensidade alta: 70-89% do ritmo cardíaco máximo.
Intensidade muito alta: 90% do ritmo cardíaco máximo.

Por exemplo: uma mulher de 30 anos terá um ritmo cardíaco máximo de 190. Sua faixa-alvo para exercícios de intensidade moderada equivalerá a 50-60% disso, ou 95-114 batimentos por minuto. Do mesmo modo, um homem de 20 anos terá um ritmo cardíaco máximo de 206. Sua faixa-alvo para exercícios de intensidade moderada a alta equivalerá a mais ou menos 60-85% disso, ou 122-166 batimentos por minuto.

Tabela de ritmo cardíaco por idade
Uma maneira rápida de determinar o ritmo cardíaco ideal para sua idade.

IDADE	FAIXA-ALVO DE RITMO CARDÍACO (50-75%)	RITMO CARDÍACO MÁXIMO MÉDIO (100%)
20-30	98-146 batimentos por minuto	195 batimentos por minuto
31-40	93-138 batimentos por minuto	185 batimentos por minuto
41-50	88-131 batimentos por minuto	175 batimentos por minuto
51-60	83-123 batimentos por minuto	165 batimentos por minuto
61	78-116 batimentos por minuto	155 batimentos por minuto

Você deve ter notado que, a cada aumento de dez anos na idade, o ritmo cardíaco máximo médio diminui 10%.

A maneira mais precisa de monitorar o ritmo cardíaco é usar um monitor cardíaco. Se não tiver esse aparelho, conte a pulsação. Palpe o pulso ou o pescoço por dez segundos e multiplique o número obtido por seis a fim de determinar o ritmo para um minuto. Você precisará tomar seu pulso de três a cinco vezes durante os exercícios, ao sentir que o ritmo cardíaco e a respiração se aceleram. Faça isso a intervalos regulares.

PROGRAMA CARDIOVASCULAR PARA PRINCIPIANTES

Note que os níveis dados acima se referem à prática cardiovascular, não ao nível de aptidão no Pilates. Se você é principiante nos exercícios aeróbicos, comece devagar. Nada o atrapalhará tanto quanto uma lesão adquirida por começar cedo demais. Para evitar lesões, estimule e relaxe o corpo antes e depois da prática cardiovascular. Caso tenha por perto algum suporte onde deitar-se, recomendo a Flexão da Coluna Vertebral com Lenço (p. 52) ou então:

Caminhada estacionária (p. 135)
Inclinação lateral com curvatura do joelho (p. 92)
Estiramento de quadríceps na posição de pé (p. 134)
Estiramento do ombro (p. 137)
Para relaxar com o corpo ainda quente: Flexão de quadril e estiramento de tendão (p. 88)

Caminhada

Provavelmente, a melhor maneira de acrescentar mais atividade aeróbica ao seu programa é a caminhada rápida. Eis como torná-la uma parte mais estruturada de seu programa. Comece aos poucos, com quatro sessões de caminhada por semana (observe que apenas oito minutos da sessão inicial são aeróbicos).

1. Faça cinco minutos de alongamento Pilates para se aquecer (ver acima).
2. Caminhe devagar por cinco minutos para entrar no ritmo.
3. Caminhe rápido por oito minutos.
4. Caminhe devagar por cinco minutos.
5. Alongue-se por dois minutos a fim de relaxar.

Em seguida, toda semana, vá aumentando o tempo de caminhada rápida até chegar aos vinte minutos. Alongue-se sem forçar. Certifique-se de que, ao caminhar rápido, seu ritmo cardíaco se acelera suficientemente. O nível de intensidade deve ser de 50-69% de seu ritmo cardíaco máximo (ver p. 141). Permaneça nesse nível por algumas semanas até notar que tudo ficou mais fácil, isto é, até não sentir muito cansaço nem ficar sem fôlego. Então, estará pronto para acelerar o passo e aumentar o trajeto da caminhada.

Semana experimental para o principiante

Nessa semana experimental, você fará também seus exercícios de Pilates. Note que, para a primeira sessão, recomendei o Pilates como estímulo e relaxamento. Agora, poderá escolher qualquer sessão de Pilates no capítulo das Séries (p. 108).

1º dia:	30 minutos de Pilates. 20 minutos de caminhada rápida. 15 minutos de Pilates.
2º dia:	30 minutos de exercícios aeróbicos em casa com DVD. 15 minutos de Pilates.
3º dia:	20 minutos de caminhada rápida. 30 minutos de Pilates.
4º dia:	15 minutos de Pilates. 20 minutos de caminhada rápida.
5º dia:	30 minutos de caminhada rápida cumulativa.
6º dia:	20 minutos de ciclismo ou natação. Uma hora de Pilates. Descanso

PROGRAMA CARDIOVASCULAR INTERMEDIÁRIO

Quando adquirir uma boa forma física, você notará que, durante o exercício, seu ritmo cardíaco diminui e sua respiração se torna mais fácil. Por fim, chegará a um ponto em que a rotina não mais irá acelerar seus batimentos cardíacos. Deverá, então, aumentar a intensidade do trabalho que vem fazendo. Poderá seguir um roteiro parecido ao anterior ou experimentar 4 séries cardiovasculares de 45 minutos cada uma por semana, exercitando-se com intensidade moderada, ou seja, a 50-70% de seu ritmo cardíaco máximo. Nesse caso, porém, deverá acrescentar um pouco mais de trabalho pesado. Por exemplo, intercale corridas curtas na caminhada rápida.

1. Alongue-se por cinco minutos
2. Caminhe rápido por cinco minutos
3. Corra por um minuto
4. Caminhe por cinco minutos
5. Corra por um minuto
6. Caminhe devagar por três minutos
7. Alongue-se por dois minutos

Em seguida, à medida que isso se tornar mais cômodo, aumente o tempo de corrida e diminua o de caminhada rápida. Suplemente essa rotina a outras atividades cardiovasculares da lista acima.

PROGRAMA CARDIOVASCULAR AVANÇADO

Eu recomendo aumentar a intensidade, não o tempo ou a frequência das sessões. Para isso, siga as orientações acima, porém intercale duas sessões de treinamento. Elas aumentarão a quantidade de calorias queimadas. Pressupõem períodos de esforço de alta intensidade, seguidos por um de recuperação, em que o esforço é menor. Essa abordagem "para-recomeça", conforme já foi provado, promove a resistência e acelera temporariamente o ritmo metabólico após o final dos exercícios. Por exemplo, uma sessão de 30 minutos intercalada na série ocorrerá mais ou menos como na tabela abaixo. De novo, você deve suplementar a sessão intercalando outras atividades cardiovasculares.

MINUTOS	RITMO	RITMO CARDÍACO (NÍVEL AVANÇADO)
0-5	Lento	60-70%
5-7	Mais rápido	70-80%
7-11	Sustentado	75-80%
11-12	De rápido a bem rápido	85-95%
12-14	Mais lento	75%
14-15,30	Acelerado	85-95%
15,30-17,30	Mais lento	75%
17,30-19,15	Acelerado	85-95%
19,15-21,15	Mais lento	75%
21,15-25	De bem rápido a rápido	75-95%
25-30	Desacelerado	60-65%

Comer bem

Lembre-se de que não queremos apenas emagrecer, mas também melhorar nossa saúde. Uma dieta saudável e equilibrada ajuda na proteção contra doenças cardíacas e câncer. Fortalece o sistema imunológico, aumentando a resistência contra resfriados e outras infecções. Com uma dieta saudável, você obterá os níveis de energia necessários para praticar os exercícios extras que planejou. Ela o ajudará igualmente a combater o estresse e as pressões da vida moderna.

Como vimos nos primeiros capítulos, perder peso depende de uma equação muito simples: queimar mais energias do que aquelas que você consome. Os exercícios para perder peso do Pilates e as atividades cardiovasculares ajudarão a aumentar a "saída" de energia; mas é preciso garantir também que a "entrada" seja suficiente para suas necessidades.

Muitas dietas repisam a mesma coisa: comer menos. Quer recomendem cortar ou eliminar carboidratos, contar calorias, comer apenas frutas e legumes ou separar proteínas e carboidratos, no fim do dia você terá menos comida no prato. Ou seja, você perderá peso. Pelo menos, no início.

Quantas vezes essas dietas não se revelam decepcionantes? Isso ocorre, quase sempre, porque no começo você não perde gordura e sim líquidos. Quando ingere menos calorias, seu corpo recorre às reservas para liberar glicogênio, que passa a ser usado para produzir energia. Armazenado no fígado e nos tecidos musculares magros, o glicogênio é mantido numa base aquosa. A perda de peso que ocorre no início de uma dieta é, na verdade, apenas uma perda de líquidos. Por isso é temporária. Se você continuar adotando uma dieta muito restritiva por um longo período de tempo, seu corpo começará a pensar que está havendo no mundo uma crise de fome – e, para sobreviver, "cairá em cima" de tudo o que você comer ou beber! É isso, basicamente, o que acontece quando, após uma perda de peso inicial, você nota que ela estacionou, apesar de fazer tudo para continuar emagrecendo. Eu gostaria que você parasse de pensar em dietas e começasse a se alimentar melhor.

O exercício extra que você vai fazer, com toda a probabilidade, aguçará seu apetite. Tendo em mente a equação da energia que entra e que sai, precisará atentar bem para o tamanho das porções que colocar em seu prato. Na página seguinte, sugiro as porções convenientes, mas elas apenas dão uma ideia aproximada de quanto deverá comer. Com essa imagem na cabeça, não mais sentirá a necessidade de pesar cada porção.

Se decidir contar calorias, calcule mais ou menos dez vezes seu peso corporal em calorias e divida o resultado por suas refeições regulares. Como 0,5 kg de gordura corporal contém cerca de 3.500 calorias, para perder 0,5 kg por semana (o que é saudável) você precisará cortar 500 calorias por dia (7 x 500 = 3.500). Por sorte, quase todos os alimentos atualmente trazem a quantidade de calorias, o conteúdo de gorduras etc., nas embalagens.

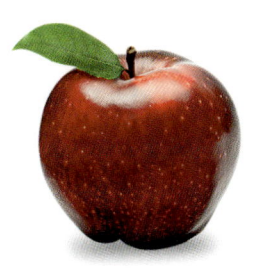

Frutas, legumes e verduras

Normalmente, são recomendadas cinco porções de frutas, legumes e verduras por dia. Eles são tão bons para você, fornecendo vitaminas e sais minerais, fibras e fitoquímicos, que ajudam a protegê-lo contra certas doenças. O World Cancer Research Fund (WCRF) estima que uma dieta rica em vegetais variados pode evitar 20% de todos os casos de câncer. Os nutrientes fortalecem a glândula tireoide, e isso, por seu turno, ajuda a manter um ritmo metabólico saudável. Também contêm fibras, que removem o excesso de gordura do corpo e são acompanhadas por antioxidantes que retardam o envelhecimento.

Procure selecionar frutas e legumes de cores variadas, pois assim estará seguro de ingerir um leque muito amplo de nutrientes: mirtilo, morango, damasco, kiwi, pêssego, laranja, beterraba e espinafre. Inclua pelo menos duas porções de legumes verde-escuros por dia.

Procure também consumir produtos locais e da estação. No entanto, frutas e legumes congelados também são uma boa escolha, além de serem muito práticos. Tenha frutas e legumes enlatados em sua despensa, desde que conservados em sucos naturais, sem açúcar e sem sal. Frutas secas devem entrar em sua quota diária. Os sucos são ótimos. As "vitaminas" se tornaram muito populares, mas cuidado: podem conter calorias em excesso. Leia sempre os rótulos dos sucos de frutas industrializados, que frequentemente apresentam elevados teores de açúcar.

Os alimentos crus, em geral, são os melhores, quando é possível comê-los assim. Uma maçã crua e com casca tem mais nutrientes do que uma sem casca e cozida. Se for necessário descascar uma fruta ou legume, tire a camada mais fina possível, pois os nutrientes estão logo abaixo da casca e, de outro modo, podem se perder. Alguns legumes e frutas precisam, é claro, ser cozidos. Se permanecem um pouco no vapor, conservam melhor os nutrientes e depois podem ser cozidos ou assados.

O que vem a ser uma porção?
1 maçã, pêssego, pera
2 ameixas, kiwis
1 xícara (100 g) de morangos ou uvas
1 copo pequeno (150 ml) de suco de fruta sem açúcar
2 colheres de sopa (90 g) de legumes cozidos
1 colher de sopa de frutas secas

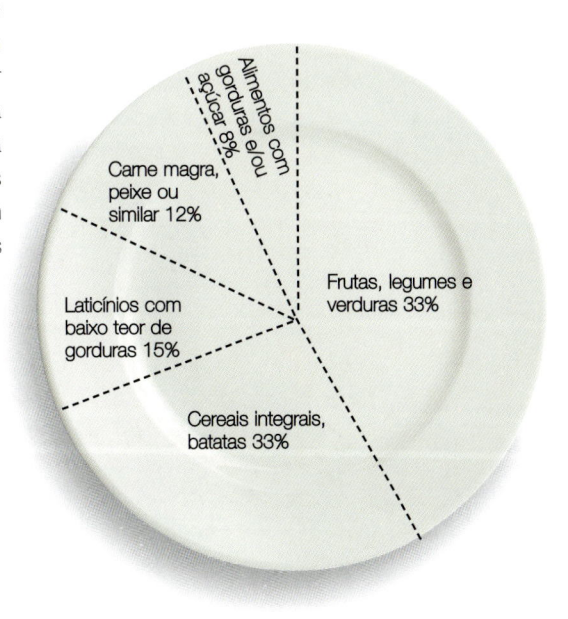

Grãos integrais e alimentos com amido

Este grupo de alimentos inclui carboidratos complexos ou aqueles que contêm amido, como o arroz, o pão, as massas, o muesli e outros cereais consumidos no café da manhã, as batatas e o trigo. Você deve usar sempre cereais integrais, que são fonte de carboidratos complexos e fornecem fibras, proteínas, vitaminas e sais minerais; sua principal função, no entanto, é gerar energia. Escolhendo cereais integrais ricos em fibras, em vez de cereais refinados, você terá energia de liberação lenta para manter estáveis os níveis de açúcar no sangue. Os alimentos ricos em fibras fazem com que se sinta saciado mais rapidamente e por mais tempo.

Alimentos processados ou refinados perdem nutrientes valiosos. No caso do trigo, por exemplo, o processo de transformação em farinha branca destrói pelo menos 19 nutrientes, além de eliminar fibras de alto valor nutritivo. Não ponha em sua despensa cereais refinados, bolos, biscoitos e salgadinhos; substitua por aveia, arroz integral, trigo integral, farinhas integrais, milho e quinoa.

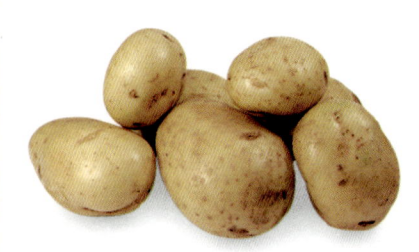

Dependendo de seu apetite e necessidades calóricas, coma cerca de seis porções deste grupo diariamente. Uma porção equivale a:
3 colheres de sopa de cereais matinais integrais (por exemplo, muesli, mingau)
1 fatia de pão integral (de preferência com grãos)
2 colheres de sopa cheias de arroz integral cozido
3 colheres cheias de massa
2 batatas médias (de preferência cozidas com a casca) ou uma batata pequena assada (com a casca)

Carnes magras, peixe e outras fontes de proteína

Os alimentos deste grupo devem equivaler a 12% de seu consumo total. Eles fornecem proteínas, essenciais à manutenção e a regeneração das células, mas também à produção de enzimas, anticorpos e hormônios. As melhores fontes são: carnes magras, peixes, ovos, feijão e leguminosas, castanhas e sementes.

Se você prefere a carne como fonte de proteínas, se possível, compre os melhores cortes disponíveis. Retire a gordura visível antes de levá-la ao fogo. O frango e o ovo devem ser caipiras. Convém retirar a pele do frango para reduzir a quantidade de gordura.

Procure comer ao menos três porções de peixe por semana, duas delas de peixes gordos como o salmão, a sardinha, a cavala e o atum fresco, fontes vitais de ácidos graxos ômega, que nosso corpo não produz. A cadeia longa ômega 3-ácido eicosapentaenoico (EPA)-ácido docosahexaenoico (DHA) é a que mais se encontra nos peixes gordos. Essas substâncias têm um papel duplo: estimular o crescimento, desenvolvimento e funcionamento do cérebro e do sistema nervoso central, de um lado; de outro, regular os processos químicos, que, por seu turno, contribuem não só para aliviar os sintomas de inúmeras doenças, mas também para evitar seu aparecimento. Possuem propriedades anti-inflamatórias, são ótimas para as articulações e, conforme demonstraram várias pesquisas, diminuem o risco de moléstias cardíacas e derrames, porque baixam os níveis de colesterol no sangue, tornando-o menos espesso e menos propenso à coagulação.

Procure ingerir de duas a quatro porções deste grupo por dia. Uma porção equivale aproximadamente a:
90 g de carne vermelha magra
125 g de frango sem pele
125-150 g de peixe
2 ovos
2 colheres de sopa de nozes ou sementes

Laticínios

Os laticínios devem equivaler a 15% de sua dieta diária. Constituem uma importante fonte de cálcio, essencial para fortalecer ossos e dentes.

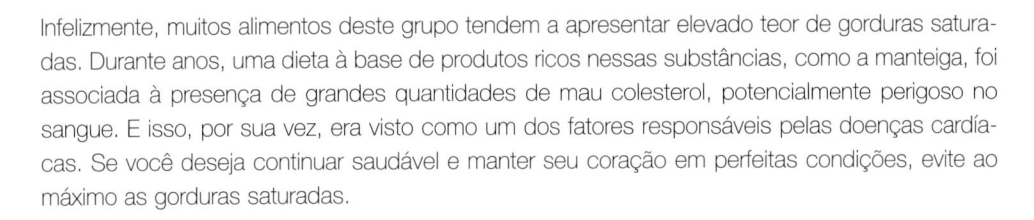

Infelizmente, muitos alimentos deste grupo tendem a apresentar elevado teor de gorduras saturadas. Durante anos, uma dieta à base de produtos ricos nessas substâncias, como a manteiga, foi associada à presença de grandes quantidades de mau colesterol, potencialmente perigoso no sangue. E isso, por sua vez, era visto como um dos fatores responsáveis pelas doenças cardíacas. Se você deseja continuar saudável e manter seu coração em perfeitas condições, evite ao máximo as gorduras saturadas.

Entretanto, alguns estudos questionam o pressuposto de que substituir a manteiga pela margarina seja uma opção mais saudável. Relatórios recentes dão conta de que o verdadeiro vilão da peça são as chamadas gorduras "trans". Elas não apenas elevam os níveis do mau colesterol como abaixam os níveis do colesterol bom! As gorduras trans se formam quando o óleo é hidrogenado e processado para se tornar sólido. Como sua produção é barata e se conservam por muito tempo, estão presentes em inúmeros alimentos industrializados, sobretudo margarina, batatas fritas, biscoitos, bolos, sanduíches, pratos rápidos e outros itens que vão ao fogo. Evite esses alimentos.

Procure comer duas ou três porções deste grupo diariamente. Uma porção equivale aproximadamente a:
1 copo de leite semidesnatado
150 g de iogurte
100 g de queijo *cottage* ou 40 g de queijo gordo (como o Cheddar)

A importância das gorduras e óleos essenciais

Vimos que nem toda gordura é ruim. Precisamos de ácidos graxos essenciais (AGEs) para controlar o peso e preservar a saúde. Eles são particularmente importantes para a saúde da pele. Tanto quanto nos óleos de peixe, as gorduras essenciais podem ser encontradas em nozes e sementes, legumes e verduras, cereais, feijão e alguns óleos como o de colza, noz e linhaça.

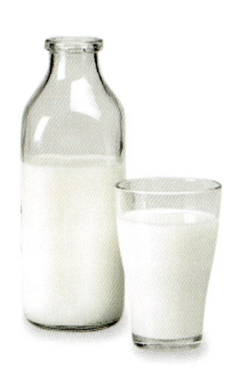

Os AGEs desempenham uma função importante ao transportar as gorduras armazenadas para fora dos tecidos adiposos. Todas as células do corpo possuem uma camada de gordura que as protege de danos potenciais, permitindo a entrada de nutrientes e a eliminação dos resíduos! Essa camada é constituída de ácidos graxos essenciais. Se sua dieta for deficiente nessas gorduras, as paredes das células se tornarão duras demais, impedindo que as toxinas, sob a forma de gorduras armazenadas, escapem. A gordura vai ficando cada vez mais densa e mais difícil de eliminar. Limite seu consumo total de gorduras a menos de 20 g por dia. Prefira os ácidos graxos essenciais encontrados no peixe, nas sementes, nas nozes e no feijão.

Cuidado com o consumo de açúcar

Como o açúcar tem valor nutricional muito limitado e só fornece calorias vazias, faz sentido evitá-lo sempre que possível. Só o que precisamos fazer é reeducar nosso paladar. Se você quiser adoçar um alimento, acrescente frutas ou um pouquinho de mel. Uma pera ralada ou um punhado de morangos, por exemplo, adoçarão naturalmente um prato de mingau ou iogurte, além de adicionar nutrientes valiosos.

Cuidado com o consumo de sal

Embora o sal, cujo nome técnico é cloreto de sódio, desempenhe um papel importante no equilíbrio líquido do corpo, bem como na atividade muscular e nervosa, quase todos nós o consumimos em quantidade bem maior do que a necessária e saudável. Os especialistas recomendam que limitemos nosso consumo de sal a não mais de 6 g por dia (o equivalente a cerca de 2,4 g de sódio). Ingerir muito sal é considerado a causa de inúmeros problemas de saúde, inclusive pressão alta, que por sua vez aumenta o risco de derrame e doenças cardíacas. Ele retira cálcio dos ossos, multiplicando os casos de osteoporose, e tem sido associado à maior incidência de câncer de estômago. Cerca de 80% do sódio em nossa dieta provém de alimentos processados; portanto, leia atentamente os rótulos e evite os itens que contenham teor muito elevado de sal.

Índice Glicêmico e Carga Glicêmica

O Índice Glicêmico (IG) classifica os alimentos de acordo com sua velocidade de digestão e conversão em glicose. Alimentos com IG elevado provocam aumento rápido nos níveis de açúcar no sangue; aqueles que apresentam IG baixo provocam aumento gradual e constante. Uma dieta rica em produtos refinados, como farinha branca, doces, biscoitos, etc., gera ondas rápidas de energia que logo se dissipam, deixando o corpo ansioso pela próxima dose! A pesquisa mostra que dietas com IG baixo ajudam a controlar o diabetes elevando os níveis de açúcar no sangue e estabilizando o metabolismo das gorduras. Ajudam também a prevenir o surgimento do diabetes tipo 2. Embora antigamente se pensasse que os diabéticos eram os únicos que deviam controlar os níveis de açúcar no sangue, há crescentes evidências de que todas as pessoas precisam controlar esses níveis, a fim de prevenir doenças crônicas e manter o peso.

Incluindo alimentos de baixo IG em sua dieta, como aveia, leguminosas, verduras e legumes, você obterá um suprimento mais constante de energia. Felizmente, a maioria dos alimentos saudáveis tem baixo IG. Há, porém, exceções: a banana, a cenoura e a batata, por exemplo. O problema do IG é que ele compara uma quantidade de alimento que contém determinada quantidade de carboidratos (50 g) com um padrão, sem levar em conta o tamanho normal da porção. A cenoura, como já dissemos, tem alto IG, mas você precisaria comer sete para obter 50 g de carboidratos! Surgiu uma medida nova, a Carga Glicêmica (CG), que se baseia no IG, porém considera o tamanho da porção ao classificar os alimentos. Na tabela de CG, a cenoura não faz feio. Comer alimentos com baixo IG ajuda a prevenir quedas de energia.

Coma a intervalos regulares

Tente não ficar mais do que três ou quatro horas sem comer e nunca pule uma refeição. O café da manhã é particularmente importante. Se você ficar com muita fome, comerá em excesso na refeição seguinte. Algumas pessoas se sentem melhor ingerindo a maior parte das calorias diárias em três refeições; outras preferem "beliscar", comendo pouco e com frequência. Tente as duas abordagens e descubra qual delas lhe convém.

Saiba qual é a sua porção

Tenha em mente os tamanhos das porções listadas acima. Pare de comer antes de se sentir "cheio". Seu corpo precisa de tempo para registrar que já ingeriu o suficiente. Não se esqueça de mastigar bem o alimento. Se não fizer isso antes de engolir, haverá uma superfície menor exposta à ação das enzimas digestivas, e a digestão ficará mais difícil.

Mantenha um registro

Sem dúvida, colocar diariamente por escrito o que você comeu é uma boa maneira de garantir que não se afaste de seu regime alimentar saudável. Convém especificar as deficiências que porventura descubra na dieta e as áreas em que precisa melhorar.

Limite seu consumo de álcool

Estudos mostraram que o vinho tinto, em especial, apresenta numerosos benefícios para a saúde, pois contém substâncias químicas vegetais naturais, os polifenois, que protegem contra doenças do coração, derrames, diabetes e alguns tipos de câncer. Mas quanto álcool podemos consumir?

No Reino Unido, recomenda-se que os homens não bebam regularmente mais de três ou quatro unidades por dia; as mulheres devem se contentar com duas ou três. A questão é saber o que vem a ser uma "unidade" e compreender que o número de unidades recomendadas pode mudar com o tempo a fim de refletir mudanças no padrão de ingestão – por exemplo, o vinho tinto de teor alcoólico elevado (como o Shiraz) vem sendo consumido cada vez mais no Reino Unido.

Duas ou três unidades podem ser bebidas num copo comum (175 ml) de Shiraz Cabernet tinto (tipicamente, 2,3 unidades), Chardonnay ou Pinot Grigio (tipicamente, 2,1 unidades). O copo grande de 250 ml, usado em muitos restaurantes, conteria 3,1 unidades de um Merlot típico e 3,3 unidades de Shiraz Cabernet! Duas doses de gim com tônica totalizam 2,6 unidades.

O segredo consiste em prestar muita atenção à quantidade de álcool que você consome e reconhecer que é facílimo ultrapassá-la. Em se tratando de perda de peso, precisamos nos lembrar que o álcool contém um número significativo de calorias. Ele pode estimular também os trajetos bioquímicos responsáveis pelo controle do apetite, ou seja, após ingerir muito álcool, você geralmente acaba comendo mais. Enfim, o álcool retarda o metabolismo e dificulta a perda de peso. Ficar sem beber alguns dias por semana manterá baixo o seu consumo.

Comer fora

Se você só come fora ocasionalmente, deveria, em minha opinião, relaxar um pouco, divertir-se e pedir seu prato preferido. Sempre poderá queimar umas calorias extras no dia seguinte, caminhando mais depressa por mais alguns quilômetros! Entretanto, se costuma frequentar restaurantes regularmente, precisa aprender a lidar com o cardápio para permanecer nos limites saudáveis que se impôs.

Uma vez que, provavelmente, comerá mais do que o normal, procure evitar a cestinha de pão. Muitos restaurantes já oferecem saladas como entrada, e, se você pedir que o molho venha à parte, coloque só um pouquinho, para dar sabor. O prato principal deverá ser carne magra assada ou peixe com verduras e legumes. As opções vegetarianas costumam ser limitadas, mas, se você evitar molhos cremosos ou de queijo gordo, não haverá problema. Peça arroz ou batatas cozidas para controlar melhor a porção. Na sobremesa, a menos que haja frutas no cardápio, é preferível ir direto ao café ou ao chá. Cuidado com o consumo de álcool quando for comer fora: você poderá exagerar e adeus boas intenções!

Evite a constipação

Precisamos de fibras para manter saudável nosso trato intestinal. Existem dois tipos de fibras: insolúveis e solúveis. Temos necessidade de ambas. As fibras insolúveis encontram-se principalmente nos cereais integrais, frutas, legumes e grãos. Elas retêm ou absorvem água, tornando as fezes mais volumosas e macias, o que facilita sua excreção. As fibras insolúveis também aceleram o ritmo pelo qual os detritos são eliminados do corpo. Acredita-se que esse processo desempenhe importante papel na prevenção do câncer de intestino ao reduzir o tempo de permanência, no sistema, das toxinas cancerígenas. As fibras solúveis, encontradas na aveia e no farelo de aveia, feijão e grãos, bem como em algumas frutas, ajudam a baixar os altos níveis de colesterol no sangue enquanto retardam a absorção de açúcar pela corrente sanguínea. A dose de fibras recomendada para homens e mulheres é de 18 g por dia.

Beba bastante água para permanecer hidratado

A água é essencial para transportar e queimar gorduras. Quanto mais você se exercita, mais importante ela se torna para eliminar os detritos resultantes da atividade metabólica acelerada. A maioria dos especialistas recomenda de oito a dez copos diariamente. Você pode obter boa quantidade de hidratação das frutas e legumes, mas ainda assim é provável que continue precisando ingerir os oito ou dez copos. Infelizmente, a sede não é um indicador confiável de quanta água você necessita. Um modo de descobrir se está bebendo o suficiente é prestar atenção à urina. Ela deve ser clara e não escura.

Escolhas de estilos de vida

Nesta seção, examinaremos abordagens alternativas para perder peso e, também, algumas pesquisas novas e surpreendentes sobre os motivos pelos quais muitas pessoas, embora sigam todas as regras, percebem que seu peso não mudou. Em certos casos, é provável que algum fator do estilo de vida esteja impedindo o progresso.

Você tem dormido o suficiente?

Os médicos já sabem há algum tempo que muitos hormônios são afetados pelo sono. Recentemente, pesquisas revelaram que os hormônios leptina e grelina influenciam nosso apetite. A leptina, produzida nas células de gordura, envia sinais ao cérebro para informar que estamos saciados. Se você não dormir bem, os níveis de leptina poderão cair, e você se sentirá faminto apesar de ter comido o bastante. Ao mesmo tempo, a falta de sono faz subir os níveis de grelina no corpo, estimulando assim o apetite e forçando você a comer mais.

A qualidade do sono também conta. Segundo alguns estudos, a diminuição do tempo de sono profundo ou leve pode estar associada a níveis significativamente menores do hormônio do crescimento. Trata-se de uma proteína que ajuda o corpo a regular as proporções de gordura e músculo em adultos. De quanto sono você precisa? Bem, os pesquisadores concordam em que a quantidade ideal de sono varia conforme a pessoa. Algumas se contentam com seis horas por noite, outras precisam de oito ou mesmo nove. Só você mesmo pode dizer se está dormindo o suficiente. Joseph Pilates sempre sublinhou as virtudes de uma boa noite de sono. A seu ver, os requisitos mais importantes para que uma pessoa dormisse bem eram o silêncio, a escuridão, o ar fresco e a serenidade mental.

Você é muito estressado?

Mesmo que você durma o suficiente durante a noite, talvez o stress crônico esteja afetando sua saúde e seu peso. O stress, em si, não é ruim. É um instrumento básico de sobrevivência, uma resposta ao perigo potencial. O problema da sociedade moderna é que o tipo de stress com o qual nos deparamos mudou. Embora ainda possamos estar sujeitos a eventos ameaçadores, onde a resposta "lutar ou fugir" é capaz de salvar nossas vidas, muitas pessoas são vítimas também do estresse crônico. Ele pode ter sua origem nas muitas horas de trabalho, nos problemas financeiros, nos conflitos familiares ou na preocupação com os filhos.

Esse tipo de estresse debilita o sistema imunológico, acelera o processo de envelhecimento e, mais importante para nós aqui, pode provocar alterações metabólicas que levem ao ganho de peso. Talvez você seja o tipo de pessoa que está "em ação" o dia inteiro todos os dias. Talvez pense que, ficando constantemente ocupado, perderá peso; mas a verdade é que o stress crônico interfere em seu apetite e em seus mensageiros da saciedade, fazendo-o desejar ansiosamente certos alimentos. E, ai de nós, não são os brócolis que desejamos comer quando estamos estressados!

O stress estimula nosso corpo a armazenar as calorias extras como gordura. Nosso corpo "acredita" que o fato de estarmos estressados indica tempos ruins pela frente, talvez a fome! Então, o melhor é guardar alguma coisa para as emergências. Se essa condição de stress crônico persiste, você passa a correr cada vez mais o risco de obesidade, diabetes tipo 2, pressão alta e doenças cardíacas.

Experimente estes "demolidores" de stress

Joseph Pilates escreveu sobre a importância de contrabalançar a intensa concentração de nosso trabalho com uma forma qualquer de "vida agradável". Ele adorava atividades recreativas ao ar livre, de preferência com o mínimo de roupa possível, para se expor à brisa fresca e à luz do sol. Isso acontecia, é claro, quando a camada de ozônio ainda estava relativamente intacta! Joseph não ignorava também os benefícios de uma noite de sono tranquila. O que importa, em minha opinião, é planejarmos uma "escapada" dando a mesma prioridade, no diário, que a uma reunião de trabalho importante.

– Reserve algum tempo livre para seu corpo – se puder, num dos maravilhosos spas ou retiros de Pilates espalhados pelo mundo.
– As atividades fora de casa não precisam ser solitárias. O relacionamento com os entes queridos é o ponto central de nossa felicidade. Precisamos conceder um pouco de tempo e dedicação aos nossos familiares e amigos.
– Pratique meditação. Os benefícios da meditação para a saúde são tantos que é impossível enumerá-los. Ela reduz a pressão sanguínea e o ritmo cardíaco, diminuindo a quantidade de cortisol e outros hormônios do estresse. Se, como eu, você acha a meditação difícil, adquira um CD ou livro sobre o assunto. Ou, melhor ainda, procure um instrutor!

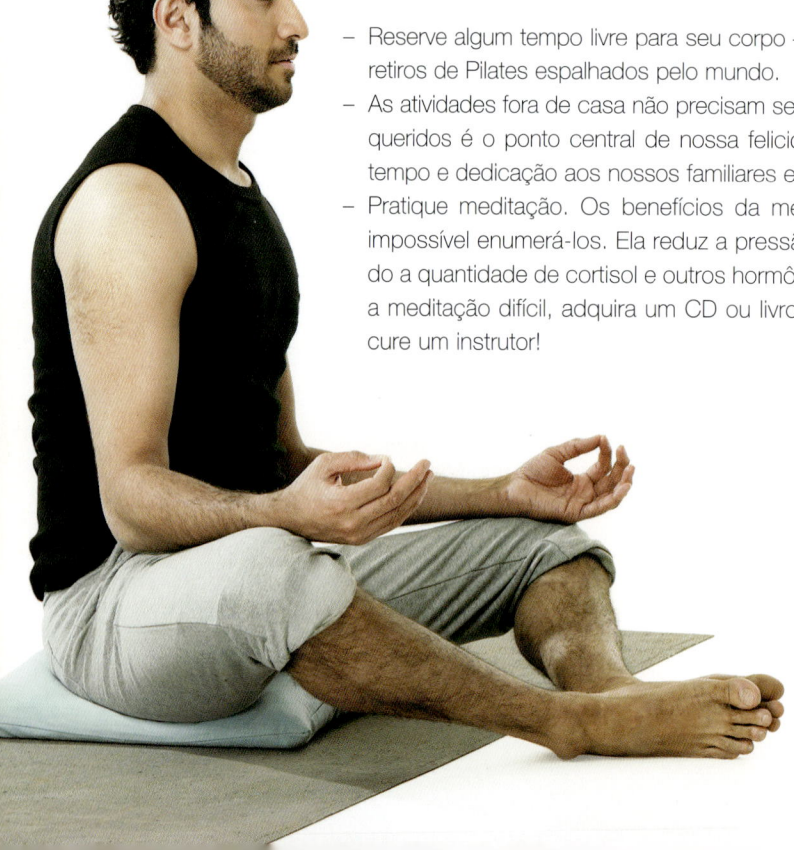

Medite de 15 a 20 minutos por dia. Eis uma meditação simples:

- Procure um lugar tranquilo, onde ninguém possa incomodá-lo. Esse lugar deve ser aquecido, com pouca iluminação e bem ventilado.
- Sente-se confortavelmente numa cadeira, com os pés no chão, ou sobre um tapete, de pernas cruzadas, se essa posição for cômoda.
- Feche os olhos, descontraindo a mandíbula e os músculos da face. Faça com que a língua se dilate na base.
- Concentre-se na respiração, em seu fluxo e refluxo.
- Sinta o abdome se dilatar quando inspira.
- Expire suavemente pela boca. A expiração deve durar duas vezes mais que a inspiração. Esvazie os pulmões. Sinta o ar novo enchendo-os em seguida. Respire bem devagar. Faça a contagem da inspiração e da expiração.
- Esvazie sua mente das preocupações acumuladas durante o dia, uma por uma, até se concentrar num único pensamento, imagem ou afirmação positiva.
- Se quiser, repita o antigo mantra sânscrito "om" (som grave e sustentado que reverbera por todo o seu ser).
- Quando estiver pronto, retorne aos poucos à consciência do ambiente... primeiro, sons e cheiros; depois, objetos à sua volta. Mova-se e, devagar, fique de pé.

Exames de saúde periódicos

A importância dos exames de saúde periódicos, apropriados à sua idade, nunca será suficientemente enfatizada. Joseph Pilates considerava esses exames uma parte vital de um estilo de vida saudável e achava que pessoas com mais de 40 anos deviam fazê-los a cada três meses. Não creio que nosso Serviço Nacional de Saúde chegue a tanto, mas você deve consultar seu médico antes de iniciar um programa de exercícios, o que também será uma boa oportunidade para descobrir se precisa fazer algum exame específico. A saúde dos dentes também tem implicação direta na saúde geral, portanto não se esqueça de ir ao dentista regularmente.

Aumente a variedade e a intensidade de suas séries de Pilates

Nesta seção, você encontrará algumas maneiras de maximizar sua perda de peso acrescentando desafios extras à prática do Pilates. Esses "segredos do ofício" não apenas farão com que trabalhe um pouco mais, também ajudarão a fortalecer o vínculo mente-corpo, acrescentando variedade e, no caso dos equipamentos de estabilidade, um elemento de alegria extra às suas séries!

Você precisa dominar todos os exercícios fundamentais e indicados a todos os níveis antes de experimentar qualquer um dos treinos seguintes.

Mudança do padrão respiratório

Coordenar a respiração com o movimento talvez seja uma das habilidades mais difíceis que você deverá aprender com a prática do Pilates. Após dominá-la, tirará muita satisfação da execução perfeita de um exercício. Quando você estiver tranquilo em sua "zona de segurança", sem dúvida será uma boa ideia mudar, se for o caso, seu padrão respiratório.

Isso não é apropriado para todos os exercícios, mas você poderá eventualmente adicionar uma respiração extra à parte final do movimento, pouco antes de retornar ao tapete. Assim, seus músculos precisarão "mantê-lo" nessa posição por mais um ou dois segundos e terão de trabalhar um pouco mais. Note, porém, que o Pilates consiste essencialmente em movimentar-se, não em "sustentar" posições; portanto, só faça isso de vez em quando, adicionando apenas uma respiração – não mais.

Mudança de ritmo

Você ficará surpreso se eu recomendar que não aumente o ritmo; ao contrário, diminua? Se praticar um exercício em ritmo menos acelerado, os músculos deverão trabalhar mais para manter o controle do movimento. Caso faça essa experiência, acrescente uma respiração durante a execução. Como vê, esse conselho difere um pouco do que foi dado acima, em que você acrescenta uma respiração na parte final do movimento. Aqui, ainda estará se movimentando ao acrescentar a respiração.

Concentre-se na fase de retorno do exercício

Se você praticar o Pilates corretamente, ficará sempre concentrado em todos os movimentos, desde a primeira respiração na Posição Inicial até a última, no momento de retornar ao tapete. A fase de retorno de cada exercício é muito importante. Você não deve simplesmente cair para trás: o retorno precisa ser controlado. Portanto, preste mais atenção a esse movimento, que não aumentará a intensidade daquilo que estiver fazendo, porém melhorará sua técnica e garantirá que você retire até a última "migalha" de benefício do exercício.

Monte uma academia em sua casa

Sempre gostei muito dos exercícios de Pilates no tapete e digo isso principalmente pelo fato de poder me exercitar em qualquer lugar sem grandes gastos. Mas gosto também de equipamentos e vou citar alguns que você talvez queira ter em casa! Nenhum deles é imprescindível, mas todos são divertidos. Ver p. 158 para encontrar fornecedores.

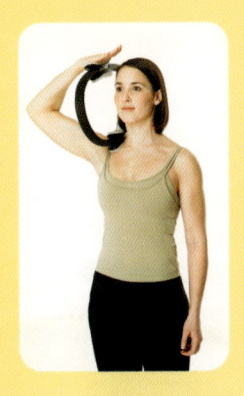

Círculo tonificante

Criado por Joseph Pilates e conhecido também como "círculo mágico", pode ser usado para acrescentar mais força e resistência aos exercícios de Pilates, quando se trabalham braços e pernas. É incrivelmente eficaz para tonificar a parte interna das coxas e a parte superior dos braços (se estas são áreas problemáticas para você, o investimento se justifica plenamente). Veja as fotos à esquerda para obter exemplos de uso do círculo tonificante.

Produtos para manter a estabilidade

Hoje existem inúmeros produtos para manter a estabilidade e é muito divertido se exercitar com qualquer um deles. A "instabilidade" desses equipamentos faz com que você trabalhe os músculos profundos naturalmente. São recursos valiosos, mas utilize com cuidado. Recomendo que procure um professor de Pilates de Controle Corporal competente para mostrar como auferir o máximo de benefício desses equipamentos e usá-los com segurança. Enquanto isso, eis mais algumas dicas.

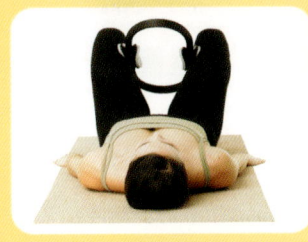

Almofada de estabilidade

Pode ter muitas formas, sendo a mais popular a chamada *Sitfit*. Com um diâmetro em torno de 33 cm, é, na verdade, uma almofada circular inflada feita de borracha. Ótima para melhorar a postura e fortalecer os músculos tanto das costas quanto do abdome na posição sentada. Também é divertido ficar de pé sobre ela a fim de melhorar o equilíbrio e a sensibilidade aos estímulos!

Prancha oscilante (*wobble board*)

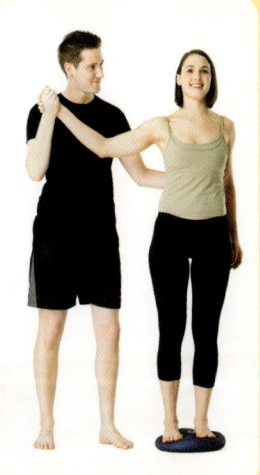

Treinar com uma prancha oscilante é geralmente considerado, por nossos professores e alunos, a melhor maneira de nos prepararmos para as manobras de esqui. Uma prancha oscilante nada mais é que uma tábua fixada em duas peças curvas. Ela o ajudará a trabalhar seu equilíbrio, alinhamento, mobilidade dos calcanhares, alongamento do tendão calcâneo e arcos dos pés, bem como a postura geral. Sugiro pranchas retangulares ou quadradas, e não redondas, pois são mais estáveis. Por uma questão de segurança, veja se a superfície da prancha não é lisa demais e, quando usá-la, poste-se diante de uma parede ou corrimão ao alcance dos braços, para se apoiar caso necessário.

Bola de fisioterapia

Também conhecida como bola de ginástica ou bola suíça, está presente em quase todas as academias e ginásios. No Pilates, é usada regularmente. Convém tê-la junto à escrivaninha no lugar da cadeira, embora, por razões de saúde e segurança, o melhor talvez seja fixá-la numa base para que fique bem firme. Certifique-se de que comprou a bola certa para sua altura.

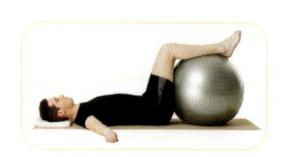

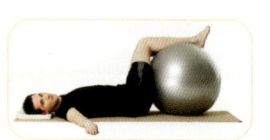

Altura	Tamanho da bola
Menos de 1,55 m	45 cm
De 1,55 a 1,75 m	55 cm
De 1,75 a 1,90 m	65 cm
Mais de 1,90 m	75 cm

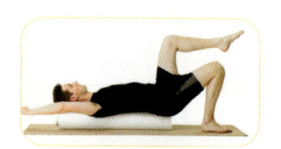

Rolo de espuma

Outro equipamento popular nas aulas de Pilates é o rolo de espuma. Ao contrário da bola, o rolo dá apoio ao comprimento total de sua coluna vertebral e é ótimo para testar a estabilidade. Estão à venda meios-rolos com diâmetros variados. Se você estiver em forma e sem problemas clínicos, recomendo começar com um rolo grande.

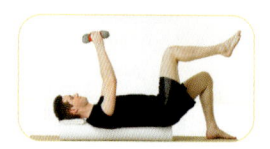

Triad Ball®

É a minha preferida, pois se acomoda perfeitamente às curvas da coluna vertebral, sendo uma ótima maneira de adquirir mais força interna e flexibilidade. Não a encha muito de ar – isso exigirá menos de 30 segundos! São muito portáteis, pois se esvaziam rapidamente. Trago sempre uma na mala para usar em viagem.

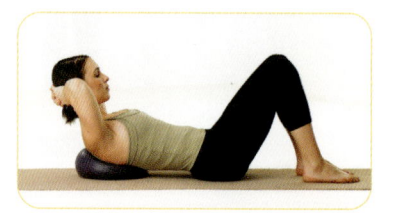

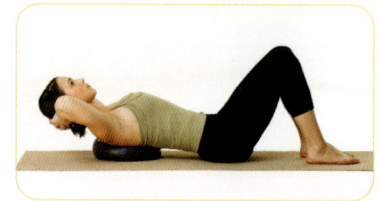

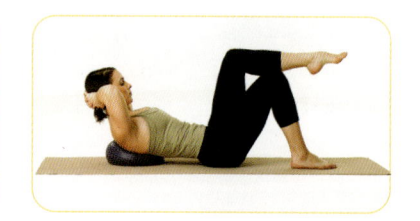

Mantenha seu peso

E agora? Espero que, tendo atingido seu peso ideal, você não resolva abandonar a prática do Pilates, as atividades cardiovasculares e a dieta saudável. Deve estar se sentindo melhor e com melhor aparência. Nosso objetivo nunca foi apenas perder peso, mas também ter saúde. Lembre-se de como se sentia antes de iniciar este programa e constate a diferença.

O programa para perder peso ofereceu a chance de adquirir inúmeras habilidades que podem garantir uma vida saudável. Continue a seguir as prescrições, mas agora que perder peso já não é seu objetivo, relaxe um pouco. Não se preocupe se, de vez em quando, não puder fazer a sessão de Pilates que planejou ou não conseguir dar seus dez mil passos diários. Procure completar um mínimo de duas horas de Pilates por dia.

Você ainda precisa manter seu coração saudável praticando atividades aeróbicas por um mínimo de trinta minutos, cinco dias por semana, ou uma atividade física aeróbica de maior intensidade por um mínimo de vinte minutos, três dias por semana. Creio que isso já se tornou parte de seu estilo de vida e você continuará usufruindo dos benefícios. Mas lembre-se: se treinar demais, esgotará seu corpo e ele não terá tempo de se recuperar.

Se acha que precisa progredir mais, adquira alguns dos itens citados nas pp. 155-56. Também é possível se exercitar com um professor qualificado ou frequentar uma academia de Pilates, onde terá os excelentes equipamentos concebidos por Joseph Pilates à sua disposição.

Quanto à dieta, algumas pessoas conseguem manter o peso mesmo comendo muito; outras precisam prestar mais atenção àquilo que ingerem. Vigie seu peso, seu IMC e sua proporção cintura-quadris, procurando sempre se manter dentro dos limites saudáveis: nem abaixo, nem acima. A equação da energia continua valendo. Se você queimar menos calorias do que ingerir, engordará de novo. A alimentação saudável provavelmente modificou seu paladar. Eu, por exemplo, não sinto mais nenhuma vontade de comer "besteiras": essa vontade simplesmente desapareceu. Mas, assim como de vez em quando poderá pular uma sessão de Pilates, uma pequena "recaída" não fará mal nenhum.

Finalmente, se você seguiu à risca o programa para perder peso e alcançou seu peso ideal, ou mesmo se fez algum progresso nessa direção, parabéns! Agora, pense um pouco sobre quanto aprendeu a respeito de seu corpo e quanta coisa conseguiu. Você fez isso, ninguém mais. O livro forneceu as ferramentas de que precisava, mas foi você quem assumiu a responsabilidade pela própria saúde e boa forma. Perfeito!

Informações adicionais

Informação, professores e equipamentos de Pilates

Body Control Pilates Association
www.bodycontrol.co.uk
www.bodycontrolpilates.com

UK Register of Exercise Professionals
www.exerciseregister.org

Pilates Home Accessories
www.bodycontrol.co.uk

Foam Rollers (Fit Roll) (Rolos de espuma)
www.sisseluk.com

MBT Physiological Footwear (Calçados)
www.swissmasai.co.uk

Swooper Seats (Cadeiras Swooper)
www.swooper-uk.com

Pedometers (Pedômetros)
www.amazon.co.uk

Nutrição

UK Food Standards Agency
www.eatwell.gov.uk/healthydiet

British Nutrition Foundation
www.nutrition.org.uk

beat (Beating Eating Disorders)
www.b-eat.co.uk

NHS Direct
www.nhsdirect.nhs.uk

National Obesity Forum
www.nationalobesityforum.org.uk

Department of Health
www.dh.gov.uk

Outras

Charted Society of Physiotherapists
www.csp.org.uk

Chartered Physiotherapists in Women's Health
www.acpwh.org.uk

General Chiropractic Council
www.gcc-uk.org

General Osteopathic Council
www.osteopathy.org.uk

British Meditation Society
www.britishmeditationsociety.org

Índice Remissivo

Abdominais 125
Abertura de joelhos 35
Ação de dobrar os joelhos 36, 37
Acessórios para se exercitar em casa 155-56
Açúcar 148
Aeróbica, atividade
  nível correto de intensidade 140
Água, ingestão de 150
Álcool 149
Alinhamento e estabilidade
  de bruços 32
  de quatro 30-1
Antienvelhecimento 9
Articulações, mobilidade das 9
Ativo, tornar-se 139
Avançadas, séries
  15 minutos 116
  30 minutos 117
  60 minutos 118-19
Avançados, lista de exercícios 123

Bola de fisioterapia 156
Bom alinhamento e estabilidade na posição de bruços 32
Braços flutuantes 38, 39
Braços, séries para esculpir os 129

Calorias
  eficiência na queima de 7
Caminhada 142
Caminhada estacionária 135
Cardiovasculares, opções 138
Cardiovasculares, programas avançado 143
  intermediário 143
  para principiantes 141-42
Cem, o 58-62
  variação 60
Cervical, inclinação 44-5
Chute com uma perna 100-01
Chutes em posição lateral para a frente e para trás 80-1
Cintura, séries para esculpir a 127
Cintura-quadris, proporção 14
Circulação 9
Círculo tonificante 155
Círculos com os calcanhares 137
Clássico para a frente e para trás 81
Cobra, preparação da 98-9
Colágeno 9
Comer bem 144-50
Comer fora 150
Constipação 150
Contração variável 27
Curvatura de joelhos com lenço 51

Dardo 102-03
  braços flutuantes, com 104
  inclinação lateral, com 105
  preparação do 40-1
De quatro, alinhamento e estabilidade 30-1
Densidade óssea 9
Deslizamento de perna 34
Diário de Treinamento 139

Dieta
  açúcar 148
  Carga e Índice Glicêmico 148
  carne magra 146
  comer bem 144-50
  comer fora 150
  frutas e legumes 145-46
  gorduras e óleos essenciais 147-48
  intervalos regulares, comer em 149
  laticínios 147
  peixe 146
  proteínas 146-47
  registro 149
  sal 148
  tamanho da porção 149
Elevador pélvico, contração 29
Equilíbrio e coordenação 9
Equipamento 17, 155-56
Equipamentos para estabilidade 155
Escada 133
Escritório, exercícios no 130
  escada, na 133
  estiramento de quadríceps na posição de pé 134-35
Escrivaninha, exercícios na
  garçom mudo com giro de pescoço 132
  torção 131
Esculpir, séries para 124
  abdominais 125
  braços 129
  cintura 127
  nádegas e coxas 128
  "pneuzinhos" 126
Espaço para o exercício 17
Espirais com o nariz 137
Estabilidade pélvica 34-5

Estilos de vida, escolhas de 151-53
Estiramento de ombro 137
Estiramento de quadríceps na posição de pé 134-35
Estiramento de uma perna 63-6
Estrela, círculos 70
Estrela, variações 106
Estrela-do-mar 43
Exames médicos periódicos 153
Extensão, exercícios de 120

Fase de retorno nos exercícios 154-55
Fator X 47
Flexão da coluna vertebral com lenço 52-3
Flexão de quadril e estiramento de tendão 88
Flexão de um joelho 35
Flexão lateral, exercícios de 120
Flexão oblíqua com deslizamento de perna 56
Flexão, exercícios de 120
Flexões
  base 46-7
  com mergulho dos dedos 54-5
  oblíqua, com deslizamento de perna 56
Força interna, centrar-se na 26-9
Frutas 145
Fundamentais, exercícios 18-47

Garçom mudo com giro de pescoço 132
Giro de pescoço 44-5
Giro de quadril com levantamento de um só braço 69
Gorduras e óleos 147-48

Halteres 17

Inclinação lateral com curvatura de joelho 92-3
Inclinação lateral na posição ajoelhada 90-1
com rotação 91
Inclinação para trás 89
Inclinação para trás com lenço 71-2
Índice de Massa Corporal 12-3
Intermediárias, séries
15 minutos 112
30 minutos 113
60 minutos 114-15
Intermediários, lista de exercícios 123

Laticínios 147
Levantamento lateral para a parte externa da coxa 82-3
Levantamento lateral para a parte interna da coxa 83-4

Magra, carne 146
Massa muscular 7
MBT, tênis 139
Músculos internos 10

Nádegas e coxas, escultura das 128

Obesidade 11
Objetivos 140

Oclusão da caixa torácica 42
Oclusão da caixa torácica com deslizamento de perna 49
Ostra 78-9

Parte inferior do corpo, exercícios para a 121
Parte superior do corpo, exercícios 121
Parte superior do corpo, exercícios básicos para a 38-9
Peixe 146
Peso, manutenção do 157
Peso, perda de
exercícios 48-123
maximização da 138-57
mitos 6
objetivos 140
plano pessoal 15
programa, como tirar o máximo do 16
progresso, monitoramento do 140
quantidade 12, 15
saudável 15
Pilates no dia a dia 130-37
Pilates, Joseph 8
Pilates
benefícios do 9
controle corporal 8
forma, mudança 6
origens do 8
perda de peso a longo prazo, para a 6
princípios 18
tecido muscular magro, formação do 7
trabalho lento 7
"Pneuzinhos" 126
Posição de descanso 107
Posição de pé 19-20
Posição sentada, exercícios na círculos com os calcanhares 137

espirais com o nariz 137
estiramento de ombro 137
Postura 9-10
Prancha oscilante 156
Preparação de frente para estiramento da perna 76-7
com flexão dos braços 77
Preparação para os exercícios 120
Pressão lateral para cima 75
Proteínas 146-47

Queixo, contração de 44-5

Relaxamento, posição de 23
respiração na 25
estabilização na 33
neutra, posição 24-5
Respiração
eficiente 9
importância da 21
padrão, mudança de 154
posição de relaxamento, na 25
durante os exercícios 21-2
Ritmo cardíaco
avaliação 140-41
tabela de idades 141
tomada de pulso 141
Rolos de espuma 156
Rotação com curvatura dos joelhos 94-5
Rotação, exercícios de 120

Sal 148
Saúde, melhoria da 9
Séries
avançadas 116-19
elabore suas próprias séries 120-21
escultura 124-29
intermediárias 112-15

padrão respiratório, mudança de 154
preparação, exercícios de 120
ritmo das 154
todos os níveis 108-11
variedade e intensidade das 154-56
Sono 151
Stress, alívio do 9, 152-53

Tampo de mesa 73-4
Tesouras 67-8
Todos os níveis, lista de exercícios 122
Todos os níveis, séries
15 minutos 108
30 minutos 109
60 minutos 110-11
Tonificação do corpo 7
Tonificante de perna 136
Tonificante poderoso das nádegas 57
Torção 131
Tornozeleiras 17
Torpedo 85-6
levantamento de abdutor, com 87
Treinamento combinado 138
Triad Ball 156
Tríceps e bíceps 96-7
Trombose venosa profunda 135

Vento, contração do 27-8
Verduras e legumes 145-46
Viagem, exercícios em caminhada estacionária 135
tonificante de perna 136
Vida sexual, melhora da 9
Voo com um braço e abertura de joelhos 50